詳細圖解

健康長寿は「飲みこみ力」で決まる！

100歳まで「食」を楽しむための嚥下トレーニング

吞嚥力

離體力衰退、

降、

息與吸入性肺炎

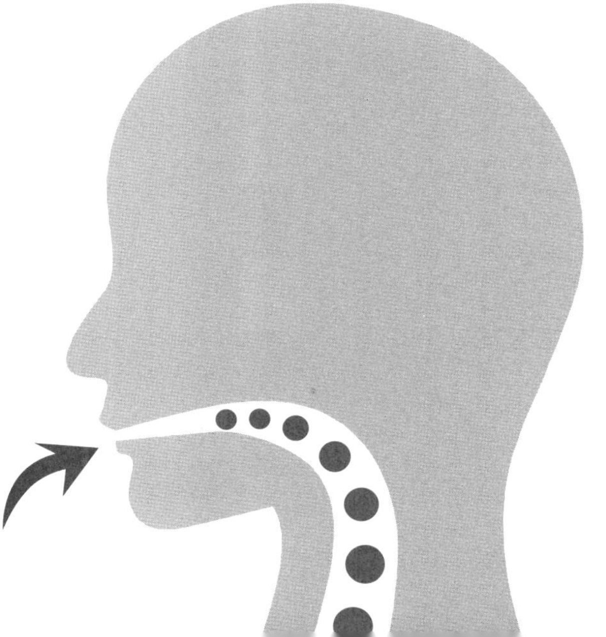

浦長瀬昌宏 著

陳光棻 譯

前言

現在，愈來愈多人無法好好吞嚥。

各位有聽過吞嚥障礙（Dysphagia）嗎？

所謂吞嚥障礙指的是，沒辦法正常吞嚥食物，導致無法攝取身體所需營養的狀況。

一旦因為老化而陷入吞嚥障礙後就很難好轉。因為無法從嘴巴進食，就無法攝取營養，體力也會因而變差，難以恢復原本健康的身體。

因此，在陷入吞嚥障礙之前，必須設法不讓吞嚥力，也就是吞嚥機能衰退。

我是在醫院工作的耳鼻喉科醫師。

在耳鼻喉科看診時，我經常會遇到吞嚥力衰退的患者。他們通常都有喉嚨有痰、進食時有異物感等症狀，此外，喉嚨也積了一些唾液。

如今，吞嚥力衰退已經成為一大問題，但令人憂心的是，至今我們仍沒有有效強化吞嚥力的方法。

我一直在思索有沒有能夠有效鍛鍊吞嚥力的方法，於是設計出了「吞嚥訓練」。吞嚥時，最重要的就是確實抬高喉頭、讓舌頭靈活活動的能力。而「吞嚥訓練」就是要鍛鍊這些能力、強化吞嚥力。

現在開始還來得及，讓我們一起進行「吞嚥訓練」、舒適愉快地用餐吧！

之後，一起預防吞嚥障礙吧！

目次

第1章

人人都可能會吞嚥力衰退

維持生命絕對需要的吞嚥力

什麼是吞嚥力

吞嚥力，指的是把食物或飲料從喉嚨送進食道的能力。

吞下或嚥下這個動作在醫學用語上稱為「吞嚥」。

吞嚥力指的就是吞嚥機能，是我們維持生命最重要的機能之一。

無法吞嚥就無法進食

進食時必須進行三個動作，包括把食物放入口中（攝食）、調整食物的形狀（咀嚼），以及把食物吞下（吞嚥）。

在這一連串動作中，最重要的就是吞嚥。因為食物可以靠別人餵食，也能請別人幫忙把食物弄得方便入口，但吞嚥卻無法請別人幫忙，必須完全靠自己的力量。

或許各位不相信，現在有愈來愈多人「食不下嚥」，許多人都為無法正常由口進食的「吞嚥障礙」所苦。

為什麼會發生這樣的狀況？

吞嚥乍看之下很簡單，好像只要把食物放進嘴裡咬一咬，它就會自己流進胃裡。

但事實上吞嚥必須靠各個器官配合，在對的時間點動作，才能順利進行。因為我們抬起喉頭（喉嚨的一部分）、活動舌頭，把食物吞進肚子裡的時間僅僅只有〇．五秒。

吞嚥力會隨年齡增長而衰退

或許有人認為，只要不是罹患腦梗塞、帕金森氏症等疾病，吞嚥力應該就不會衰退。

的確，罹患這些疾病時，吞嚥力會大幅衰退。

但不患重病吞嚥力就不會衰退的想法，則是天大的誤會。因為喉頭與舌頭的機能，會因老化而減弱，所以，無關疾病，隨著年齡的增長，吞嚥力勢必會衰退。

我在耳鼻喉科看診時，很多患者的主訴都是喉嚨症狀。而當我用內視鏡（小型攝影機）檢查喉嚨時，經常會發現許多高齡者的喉嚨裡積滿了唾液，這就是吞嚥力衰退的證據。

一般來說，我們會一直不自覺地吞口水，以防唾液積在喉嚨。

但當喉嚨的感覺變得遲鈍、肌力變弱時，唾液就會開始積在喉嚨裡。報告指出，因喉嚨有異物感而到耳鼻喉科求診的人當中，約三〇%都有吞嚥問題，這就表示有這麼多人的吞嚥力已經開始衰退。

吞嚥力指的就是喉頭與舌頭的機能

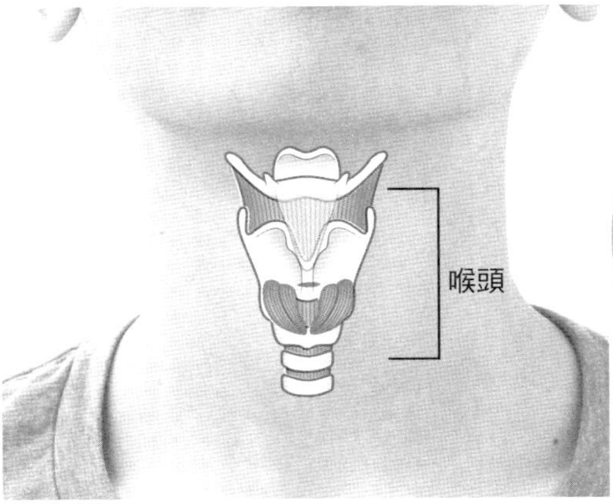

• 吞嚥力是人類維持生命最重要的機能之一，若無法吞嚥，就無法進食。
吞下東西的動作稱為吞嚥。理解吞嚥如何進行，就能提升吞嚥力。

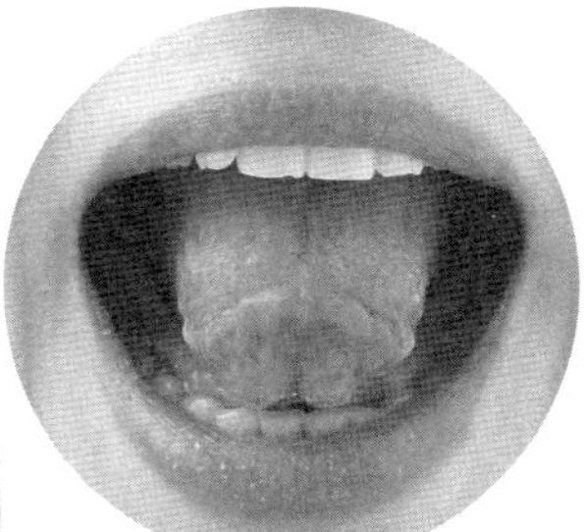

• 我們靠著靈巧地活動喉頭與舌頭，把食物吞下。

會罹患吸入性肺炎、窒息、失智症等致命疾病

你是不是覺得現在還能好好吃東西，所以很放心？但一旦吞嚥力衰退，可是會引發種種無法挽回的問題。

因誤吸而引發的問題

誤吸，指的是原本應該送進食道裡的食物或唾液，不小心流進氣管或肺部。當你無法順暢吞嚥時，就會嗆到或是不停地咳嗽。這就是誤吸的症狀。

我們透過氣管將空氣送進肺部。所以當異物進入氣管時，就會造成呼吸機能異常。

①吸入性肺炎

吸入性肺炎是一種細菌隨著異物流入氣管，在肺部引發感染的疾病。在高齡的肺炎患者中，據說約有八〇％都是罹患吸入性肺炎。

②窒息

窒息，指的是大型異物進入氣管，導致無法呼吸的狀態。當呼吸停止超過五分鐘以上，就會對腦部造成重大傷害。

若吞嚥的時機不對，年糕、假牙等食物或異物就有可能跑進氣管，而不是食道。

因營養不良而引發的問題

若無法正常吞嚥，進食時就容易嗆到或哽住，食量自然就會變小，而一旦營養不良，對身體健康則會造成全面性的影響。

若因為營養不良讓雙腿肌力衰退，就無法行走；若骨骼變得脆弱，就容易骨折，營養不良甚至還會導致大腦機能衰退。確實攝取均衡的營養，是健康生活不可或缺的要素。

①肌少症（Sarcopenia）

所謂肌少症，指的是肌肉量減少、身體機能衰退的狀態。一般會建議從事適度運動，以預防肌少症的發生，但光靠運動是不夠的。

想預防肌少症，還必須攝取足夠且適當的營養。因為如果營養不良，就無法維持身體的機能。

用走路、跑步等運動維持腿部肌肉固然重要，但也必須確實攝取蛋白質等肌肉所需原料。

②失智症

與手腳一樣，大腦也是身體器官的一部分，也需要適當的營養補給。若營養不良，大腦機能就會衰退，思考能力也會變差。

正如大家所知，腦血管疾病、阿茲海默症等都有可能導致失智症。而不好的生活習慣，就是這些疾病的原因。

提高活動量或運用腦力，對預防失智症來說非常重要，此外，確實攝取營養也同樣重要。

當吞嚥力衰退時

異物進入氣管……

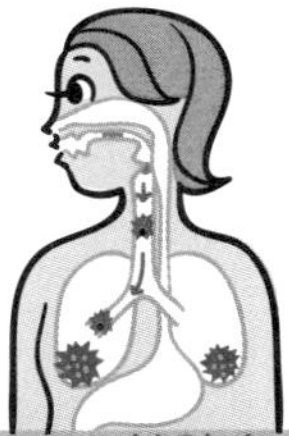

吸入性肺炎

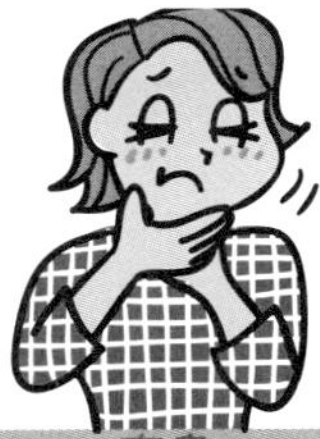

窒息

營養不良……

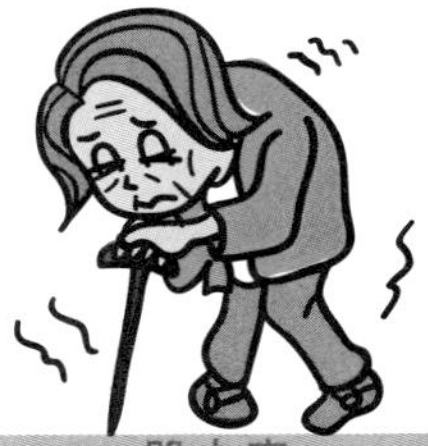

肌少症

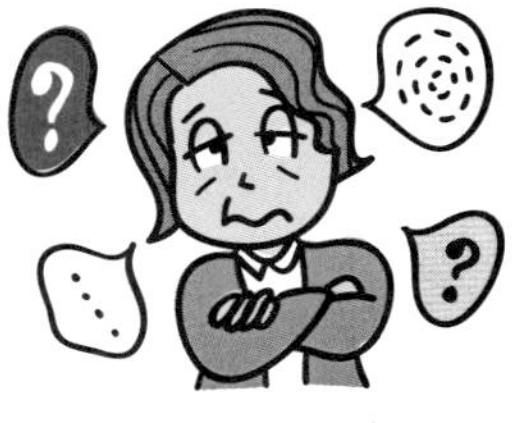

失智症

• 當吞嚥力衰退時，罹患致命疾病或引發意外的可能性就會變高。

吞嚥力徹底衰退的狀態

吞嚥力衰退到什麼程度才算是生病？

當吞嚥力衰退到無法正常進食時，就會被視為疾病，這種疾病就稱為「吞嚥障礙」。

那麼吞嚥力要衰退到什麼程度，才算是吞嚥障礙？

有些簡單的檢查可以判斷是否陷入吞嚥障礙。其中之一就是，反覆吞嚥唾液測試（參見下圖）。請試著做這個測試。若缺少唾液，也可改成在嘴裡含茶或水。

能做到超過三次嗎？大概沒人做不到吧。

一般來說，吞嚥所花費的時間約為〇．五秒，如果三十秒內只能做兩次，機能就算是衰退得相當嚴重。換句話說，在一般人眼裡都能看出是吞嚥力明顯衰退的狀態，就是吞嚥障礙。

若吞嚥力比上述狀態好，就不算生病，因此吞嚥力稍微變差並不會被視為疾病。

不知不覺間衰退的吞嚥力

吞嚥力一定會因為老化而衰退，但自己卻很難發現。

吞嚥障礙患者的吞嚥力

反覆吞嚥唾液測試

反覆吞嚥唾液，測試在三十秒內能做到幾次

- **能做到六次以上就沒問題**
- **三至五次的話要注意**
- **只能做到兩次或以下就是吞嚥障礙**

• 吞嚥力極端衰退的狀態稱為吞嚥障礙。在簡易檢查中，若三十秒內只能吞嚥兩次或以下，就算是吞嚥障礙。這是在一般正常生活中無法想像的嚴重狀態。

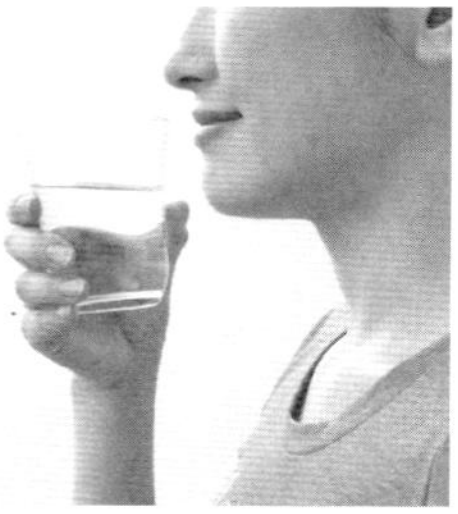

會造成這種狀況，主要有三個原因：

①沒有意識吞嚥這件事

吞嚥、呼吸等動作都攸關性命。因此，人類會在無意識間持續這些動作。舉例來說，人類一分鐘呼吸二十次，換算下來，平均一天呼吸高達兩萬八千八百次。

那吞嚥呢？

為了維持喉嚨乾淨，人類一天吞嚥多達一千次。但我們對於呼吸和吞嚥的次數如此之多卻沒有任何真實的感受，因為這些動作都是在無意識間進行的，自然也會覺得能做到是理所當然。

②很多時候並無明顯症狀

當腰部或肩膀的肌肉萎縮時，會感覺疼痛或變得行動不便，而當這些明顯的症狀出現時，我們就會發覺身體出現異常。

但吞嚥力的衰退，在因為嗆咳而無法進食之前，幾乎沒有症狀，所以往往難以發覺。

③惡化速度較慢的疾病難以自覺

突然出現的症狀，任誰都能馬上發覺，但經年累月下來的變化卻不易發現，也不太容易有明顯的症狀。

除非是因為腦梗塞等造成吞嚥力急遽衰退，否則吞嚥力一般都是慢慢地衰退，這也是為什麼吞嚥力的衰退難以察覺。

吞嚥障礙是吞嚥力衰退的最終結果

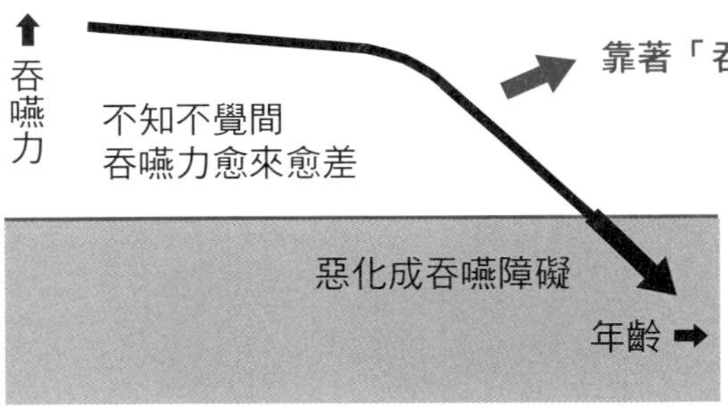

• 若不做任何努力，吞嚥力一定會隨著老化而惡化。重要的是，要在變成吞嚥障礙之前，確實理解吞嚥並因應處理。

因老化而陷入吞嚥障礙就為時已晚

或許各位會認為，一旦發生吞嚥障礙，只要治療就好。但若是因為老化而陷入吞嚥障礙，想復原到能夠正常進食，卻相當困難。

主要有兩個原因：

①吞嚥障礙會惡性循環而日益惡化

一旦發生吞嚥障礙，就會連日常生活所需最起碼的能量都無法攝取，體力和抵抗力自然也會變差。

也就是說，為了治療疾病，本應好好吃飯、增加體力的，卻連這件事都做不到了。陷入這樣的狀態後，不管怎麼努力治療，也難以恢復。

當雙腿肌肉變得衰弱，就會無法走路；當骨骼變得衰弱，就容易骨折，此外，連免疫力也會變差，所以動不動就容易感冒，或是引發嚴重的感染。

這樣就無法維持健康的生活，最終就會變成臥床不起。

而這樣的狀況又會讓吞嚥障礙更加惡化。不能刷牙時，就無法維持口腔清潔，變髒的

因吞嚥障礙引發的惡性循環

- 陷入吞嚥障礙時，因無法充分攝取身體所需能量，導致無法維持正常生活，也因此更容易引發肺炎等疾病。

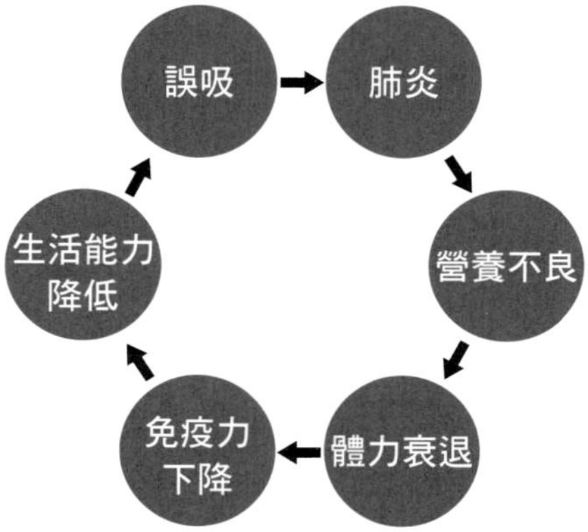

唾液一旦流進氣管，就會引發吸入性肺炎。而且，由於全身肌力衰退，導致呼吸肌（Respiratory Muscles）也變得衰弱，氣管無法順利將異物排出。

換言之，一旦陷入吞嚥障礙，這樣的惡性循環會讓症狀愈來愈嚴重。所以，在陷入惡性循環之前，就必須防範未然。

②吞嚥力衰退得愈嚴重就愈難改善

一旦陷入吞嚥障礙，就必須開始進行吞嚥復健。復健指的是在罹患疾病之後，讓機能恢復到能夠回復日常生活的程度。

吞嚥復健，需要每天一步一腳印地努力，才能提升吞嚥力。一旦判定無法從嘴巴吞嚥，首先要做的是舌頭的運動，或是進行冰冷按摩（Ice Massage），用冰冷的棉花棒刺激喉嚨黏膜。利用這樣的訓練，一邊觀察改善的情況，一邊調整食物的形態、份量與進食的姿勢。

復健當然會有效果。不過，就算靠復健改善了吞嚥力，一旦陷入了吞嚥障礙，體力就會衰退，且當身體狀況變差時，吞嚥力也會再度衰退。

吞嚥障礙愈嚴重，治癒就愈花時間，復健就愈費力。當「靠復健改善→身體狀況變差」的狀態反覆發生時，吞嚥力就會愈來愈差，最終就會無法從嘴巴進食，必須從鼻子放入鼻胃管，或是用胃造口（Gastrostomy，在腹部打一個洞）來攝取營養。

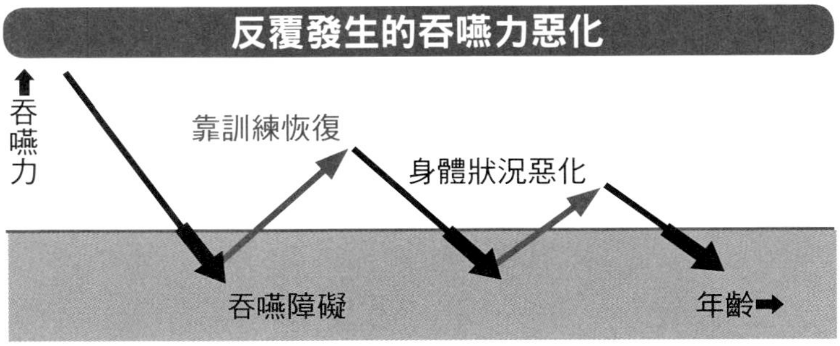

• 因老化而陷入吞嚥障礙時，就算持續復健，吞嚥力也無法完全恢復，再度惡化的機率還是很高。當這樣的狀況不斷重複，吞嚥障礙就會持續發生。

高齡化讓你變成「進食難民」

高齡化急速發展，也是必須預防吞嚥障礙的原因之一。

日本六十五歲以上的高齡人口為三三九六萬人（二〇一四年），約佔總人口的二五・九％。這意味著日本每四個人當中，竟然就有一個人超過六十五歲。當然，近來就算是六十五歲，許多人依舊健康硬朗，不代表馬上就會發生吞嚥障礙。

然而，年齡愈大，發生吞嚥障礙的機率就愈高。目前，團塊世代大概是六十幾歲，十年後就會變成七十幾歲。也就是說，十五年後，七十五歲以上人口佔總人口的比例，會從十三％（二〇一五年）急速增加到十九・五％。

就照護需求來看，無論設施或人才都不足

陷入吞嚥障礙時，一天三餐的進食都需要協助，所以照護的時間自然就會拉長。此外，為了確實治療吞嚥障礙，醫師或語言聽力治療師（Speech-Language-Hearing Therapist）等各類人才也不可或缺，因此，隨著患者人數的增加，就會需要更多的人力。

日本政府是否能夠因應這樣的未來？日本目前的國家預算處於困窘狀態，所需經費高達九十六兆日圓，但收入只有五十四兆日圓，其餘全靠借款來籌措（二〇一五年）。連現在都是這樣的狀態，往後想必無法投入更多預算在照護領域。

此外，照護設施也早就供不應求。收容難以進行居家照護的高齡者特別養護老人安養院，入住者總數為五十一萬七千人，等待入住的則有五十二萬四千人（二〇一三年十月）。即使是現在，想要入住卻無法入住的人，仍高於實際入住人數。

高齡化在未來只會更加速發展，所以這樣的狀況也會更加惡化。再者，照護設施在日本全國分布並不平均，尤其首都圈與關西地區特別不足。

因此，無關吞嚥障礙，當生活的一切都必須仰賴照護時該如何因應，已經成為一個社會問題了。

面對急速增加的吞嚥障礙患者，卻難以提供充分的醫療

而且，照護與吞嚥障礙息息相關。根據報告指出，特別養護老人安養院的入住者中，五九．七%都有吞嚥障礙。

換言之，這個設施的入住者中，約有六成都無法獨力進食。此外，在其他醫療機構、照護設施裡，吞嚥障礙的患者也佔了相當高的比例。

伴隨著人口高齡化，吞嚥障礙患者正急速增加當中。若患者人數按這個速度持續增加，要持續提供充分的醫療資源幾乎是不可能的。

若無法提供充分的照護或醫療，無法自己獨力進食的人或許就會餓死。這就是所謂「進食難民」的狀態。為了不讓這樣的憾事發生，平時就必須努力維持吞嚥力。

依照年齡推算日本未來人口占比〈總人口比〉（%）

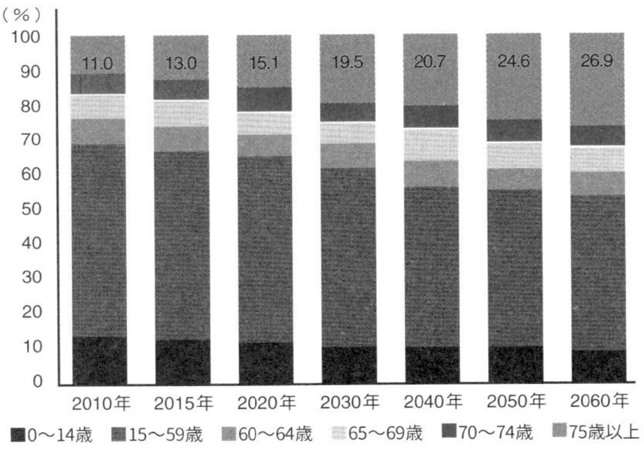

●二〇一五年版高齡社會白皮書

進食．吞嚥障礙者比例（%）

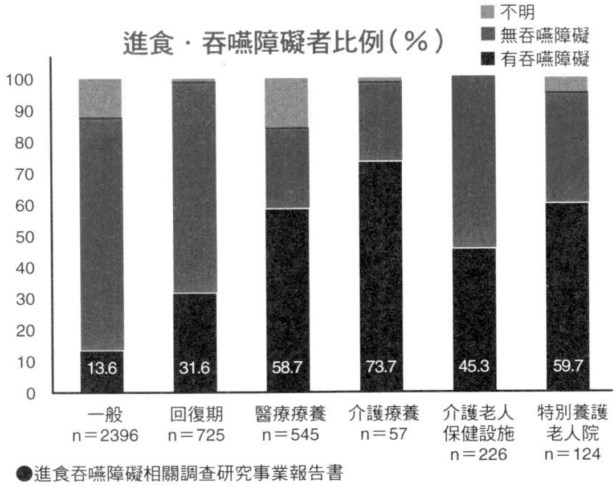

●進食吞嚥障礙相關調查研究事業報告書
平成二十四年（二〇一二年）獨立行政法人國立長壽醫療研究中心

掌握吞嚥原理進行訓練

相信各位已經了解，為了擁有健康快樂的人生，維持吞嚥力有多麼重要。吞嚥力取決於喉頭與舌頭的機能，喉頭與舌頭的活動是我們能自主決定的，所以就和手腳一樣，也可以藉由練習來鍛鍊。

那麼，該怎麼做才能改善吞嚥力呢？可以從以下三個步驟嘗試進行。

步驟一　理解吞嚥的原理

首先，要了解與吞嚥相關的身體構造，以及它們的運作方式。

各位知道喉頭嗎？

吞嚥時，喉頭會升起，把食物送進食道。

我們可以從脖子的表面摸到喉頭，吞嚥時就能感覺到它在動作。當你了解喉頭的構造後，就能更具體地想像它是怎麼動作的。

若能理解身體的構造和機能，也會更容易理解訓練的原理，進而就會明白哪個部分該如何鍛鍊。

步驟二　掌握自己的吞嚥力

理解吞嚥的原理後，就要試著透過自我檢查掌握自己的吞嚥力。

吞嚥力衰退時，會出現各種徵兆。可能是喉嚨的症狀，也可能是肌力衰退，徵兆會以各式各樣的型態出現，不過自己往往很難發現。

在第二章，本書會整理出吞嚥力衰退時的症狀，以及身體會如何衰退。各位不妨透過自我檢

改善吞嚥力的三個步驟

①理解吞嚥的原理

●與吞嚥相關的身體構造（22至25頁）
●吞嚥如何進行（26至29頁）
●為什麼吞嚥力會衰退（30至31頁）

②透過自我檢查掌握自己的吞嚥力

●症狀檢查（34至37頁）
●身體檢查（40至49頁）

③藉由吞嚥訓練鍛鍊吞嚥力

●基本訓練（56至67頁）搭配附加訓練（68至75頁）
●配合個人的吞嚥力進行訓練（76至80頁）

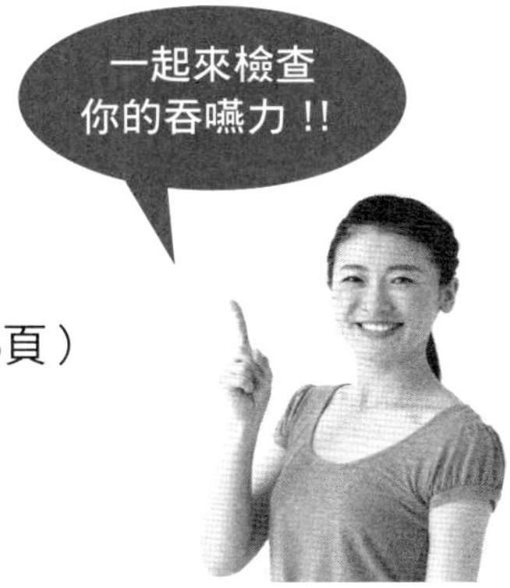

查，好好地確認一下自己的吞嚥力。

步驟三　鍛鍊吞嚥力的吞嚥訓練

掌握了自己的吞嚥力後，接下來就是藉由吞嚥訓練確實鍛鍊。

若什麼都不做，隨著年齡增長，喉嚨與舌頭的肌力一定會衰退，而且隨著肌力衰退，感覺也會變得遲鈍。

但若能給予適當的負荷，就算年紀大了也能增強肌力；若能給予刺激，感覺也會變得敏銳。鍛鍊與吞嚥相關的肌力與感覺，對維持吞嚥力來說至關重要。

透過自我檢查掌握吞嚥力的程度後，就會明白自己需要什麼樣的訓練。

吞嚥力在日常生活中就可輕鬆鍛鍊，讓我們一起每天一點一點地鍛鍊吧！

喉頭負責精準指揮交通，讓食物進入食道，讓空氣進入氣管

為了更深入理解吞嚥力，首先，我們要了解與吞嚥相關的身體構造。

食物和空氣進入人體內的路徑是同一條，但食物和空氣必須分別被送往食道與氣管。一旦吞嚥力衰退，就會發生食物誤入氣管，或是空氣誤入食道的狀況。

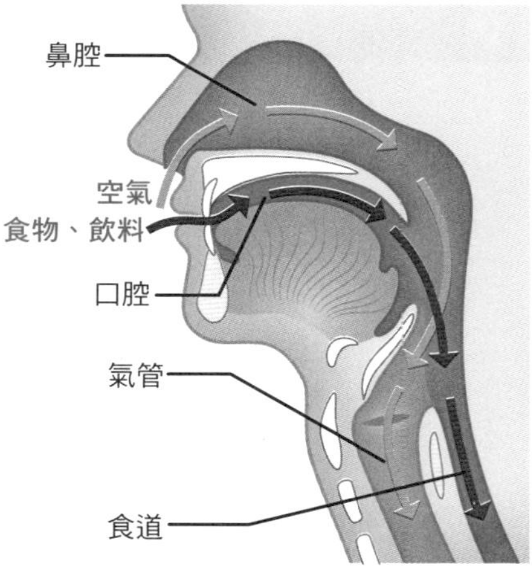

• 空氣從鼻腔通過咽頭，送往喉頭、氣管（參見灰色箭頭）。食物從口腔通過咽頭，送往食道（參見黑色箭頭）。空氣往前方的喉頭，食物往後方的食道移動。此時，這兩條路徑會在咽頭交會。

如果空氣誤入食道，頂多就是會打嗝，沒有什麼大問題。然而，一旦食物誤入氣管，就會讓人不停咳嗽，非常痛苦，最糟糕的狀況，甚至可能引發窒息或肺炎。

唯有能精準地指揮交通，順暢運送食物和空氣，才能稱為正常的吞嚥。

理解與吞嚥力相關的器官

讓我們一起來看看吞嚥相關器官的機能。

口腔

口腔就是嘴巴內部。口腔裡有牙齒與舌頭，口腔上方有硬顎，後方連接著軟顎。此外，唾液腺的導管開口是在口腔粘膜上，唾液從此處分泌

口腔、咽頭與喉頭的構造

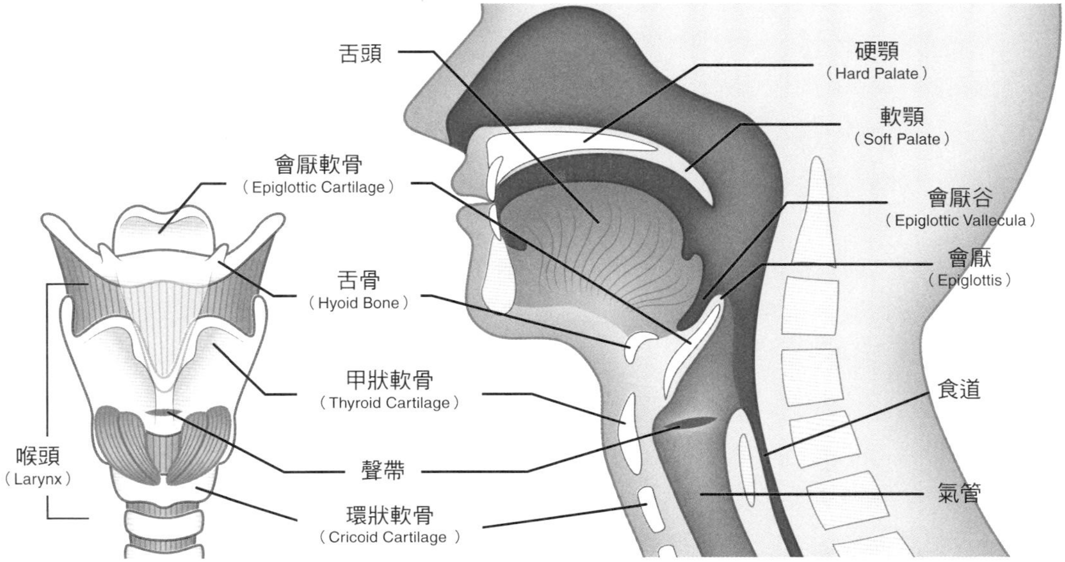

出來。

咽頭

咽頭指的是從鼻子後方到食道入口這條食物與空氣的通道。分為鼻咽（Nasopharynx）、口咽（Oropharynx）與下咽（Hypopharynx）。鼻咽是指軟顎以上的部分，口咽是張開嘴巴時可以看見的部分，下咽則是指喉頭後方的部分。

軟顎可以防止食物逆流回鼻腔，此外，也與發聲有關。透過開關通往鼻腔的通道，可以改變聲音的質感，發出各種聲音。

喉頭

喉頭（Larynx）是連接咽頭與氣管的器官，主要具備三項重要機能。

①位於氣管入口，是空氣的通道
②吞嚥時升起，把食物送往食道
③帶動聲帶，發出聲音

為了保護空氣通道，避免被周圍力道衝擊，喉頭被堅硬組織甲狀軟骨包圍，這可從皮膚表面觸摸得到。

請把脖子往後仰。觸摸脖子前側，那個凸出來的地方就是甲狀軟骨的一部分——喉結。喉結位於甲狀軟骨前側上方。男性由於喉結比較發達，所以更容易辨認出甲狀軟骨的位置。

聲帶是左右成對、成V字型的黏膜皺摺。發出聲音時緊閉，呼吸時敞開。

被兩側聲帶包圍的部分稱為聲門。聲門的深處有氣管，連接到肺部。吞嚥時，聲帶會緊閉，防止食物流入氣管。

會厭位於舌頭後側下方，是一個蓋狀組織。它會把慢慢流進喉嚨的唾液分流至左右兩側，以防流進氣管。此外，會厭在吞嚥時會下翻蓋住聲門，以防止食物流進聲門。

舌骨

舌骨是位於喉頭正上方，呈U字型的骨頭，藉由各種肌肉來上下活動。舌骨緊連著喉頭，透過舌骨的上下活動，就能帶動喉頭。

食道

食道的入口位於喉頭後方呈「へ」字型的部分，通常是緊閉並看不見的，只有在吞嚥時，食道的入口才會像蛙嘴打開時一樣，開得大大的。

平時緊閉著是為了防止空氣進入。

氣管

氣管是位於肺部與喉頭之間的空氣通道。許多U字型軟骨相互堆疊，保護著這個空氣通道。

口腔的構造

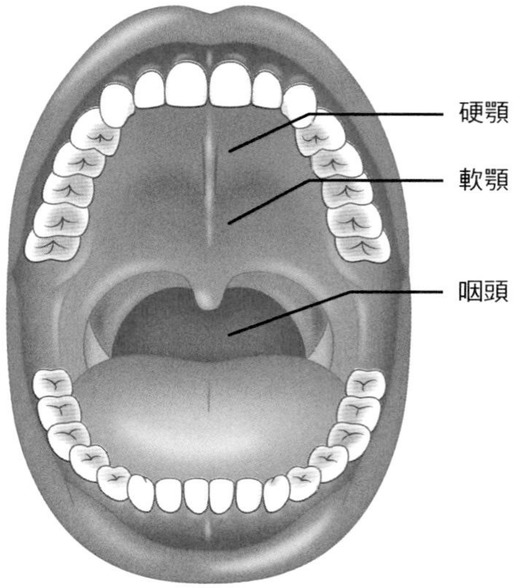

反射

反射，指的是面對特定的刺激，在人為意志不介入的狀態下所產生的反應。人的身體重要的動作會自主發生，不需要經由大腦判斷，這就是反射的作用。

例如吞嚥反射，當食物進到喉嚨時，黏膜表面的感應器（受體）會感知到食物，這個刺激傳到中樞，中樞發出指令到脖子的肌肉，產生吞嚥反應。與吞嚥力有關的反射包括了吞嚥反射、咽反射、咳嗽反射。

吞嚥反射

當食物或唾液等進入喉嚨時，吞嚥反射會引發吞嚥動作。我們可以靠自己的意志吞嚥，但平時會反射性地吞下進入口中的東西。

咽反射

張開嘴巴，用棒子等物品戳喉嚨時會噁心想吐，這就是咽反射。隨著年紀增長，這個反射會變得遲鈍，難以正常反應。所以，如果用湯匙等戳喉嚨時會噁心想吐，就證明你還年輕。

咳嗽反射

咳嗽反射指的是當喉嚨或氣管的黏膜受到刺激就會咳嗽的反射。當喉嚨或氣管的感覺變得遲鈍，這個反射就不再發揮機能，無法正常咳嗽。

咳嗽的功能在於把異物從喉嚨或氣管排出。若能正常咳嗽，食物就不會殘留在氣管裡，也才不容易引發吸入性肺炎。

從口腔內所見的喉嚨構造

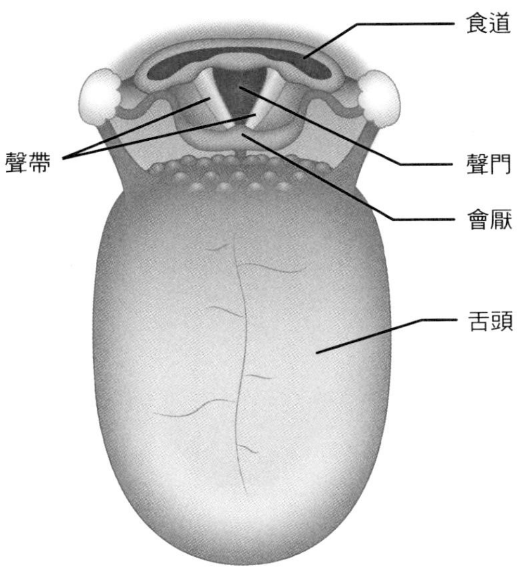

吞嚥時，喉頭機能的重要性

吞嚥時，喉頭有兩個重要功能。

①擠壓喉嚨空間，把食物送進食道

我們透過敞開或緊縮喉嚨，把食物送進食道。不過，就算把食物送進喉嚨，若不吞嚥，食物就會原封不動地積在喉嚨。

請想像一下裝美乃滋的軟管。軟管要用手用力擠壓，才能把美乃滋擠出來，我們吞嚥時，就是在做一樣的動作。

食物進入喉嚨時，舌頭會往後，喉頭會上提，讓喉嚨變窄。透過把喉嚨變窄的壓力，把食物從喉嚨送進食道。

②讓會厭下翻，防止食物進入氣管

吞嚥時，要避免食物進入空氣的通道——氣管。吞嚥的瞬間，會厭往下翻蓋住聲門，就是為了防止食物流入氣管。

把食物送進食道的同時，還要防止食物進入氣管，這才算是確實的吞嚥。

吞嚥與擠壓軟管的動作相同

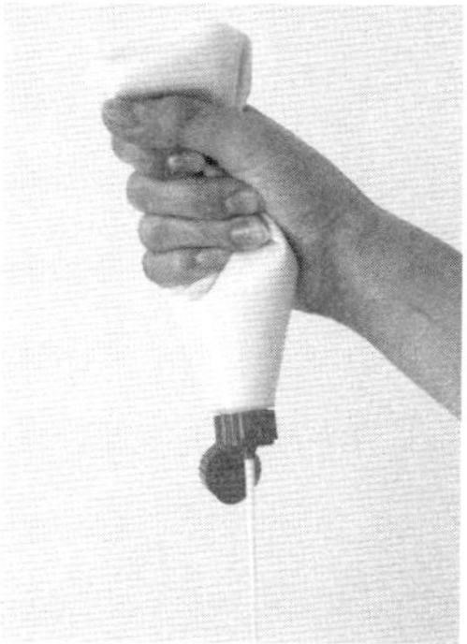

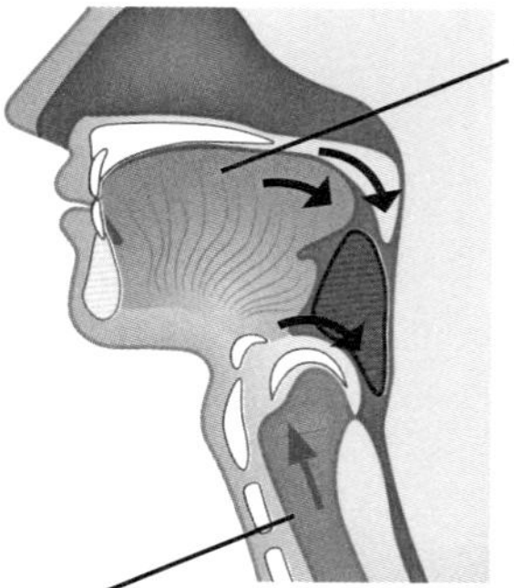

• 用喉頭與舌頭擠壓喉嚨，把食物送進食道。

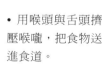

吞嚥時喉嚨的動作

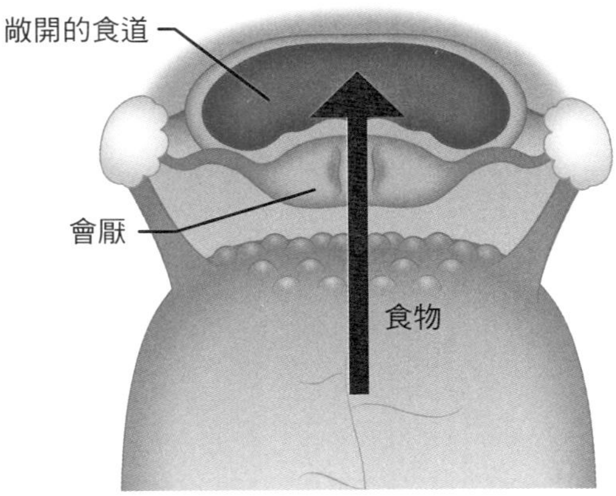

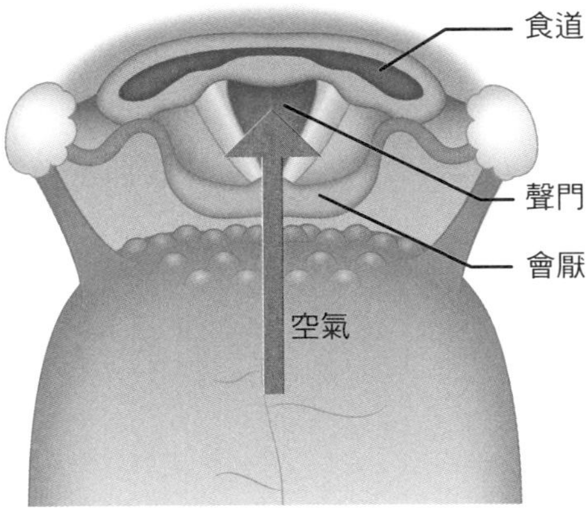

- 吞嚥時，喉頭會升起。當會厭升起時，會厭會往下翻蓋住聲帶，防止食物進入氣管。食物會進入入口敞開的食道。

- 不吞嚥的時候，就在呼吸。空氣通過聲門流進肺部。

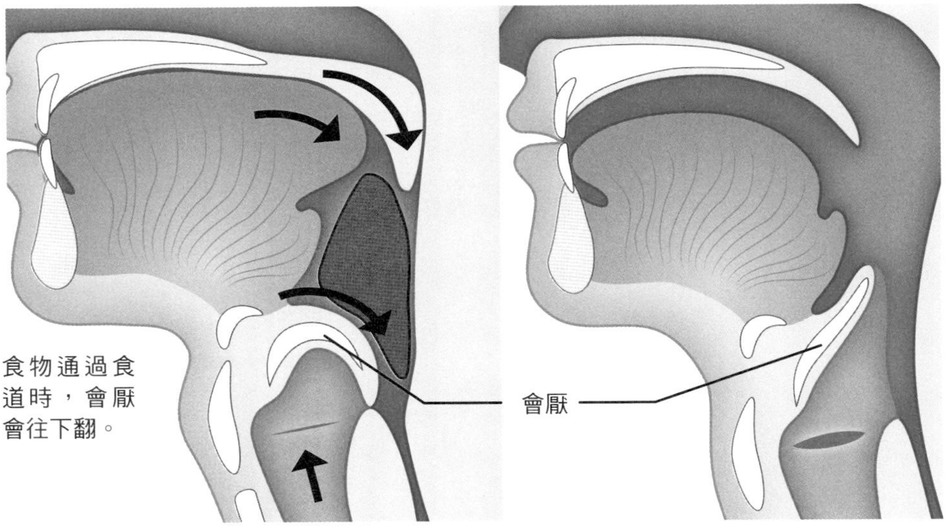

- 當喉頭升起時，會厭（蓋板狀組織）會往下（翻轉）。平時呼吸時，會厭是朝上的。

- 呼吸時，會厭朝上。

依序觀察吞嚥的動作

讓我們用圖片來確認一下食物入口之後到吞下為止的過程。從把食物放入口內到送進食道為止，共分為五個階段。

①食物送至口中（先行期）
②整理食物形狀以備吞嚥（準備期）
③把食物送至咽頭（口腔期）
④把食物從咽頭送進食道（咽頭期）
⑤把食物從食道送進胃裡（食道期）

尤其重要的是第四階段的咽頭期。把食物從喉嚨送進食道的瞬間，各種器官會同時運作，對食物加壓。

喉頭　升起
會厭　往下翻蓋住聲門
軟顎　關閉鼻咽
舌頭　往後動

①把食物送至口中（先行期）

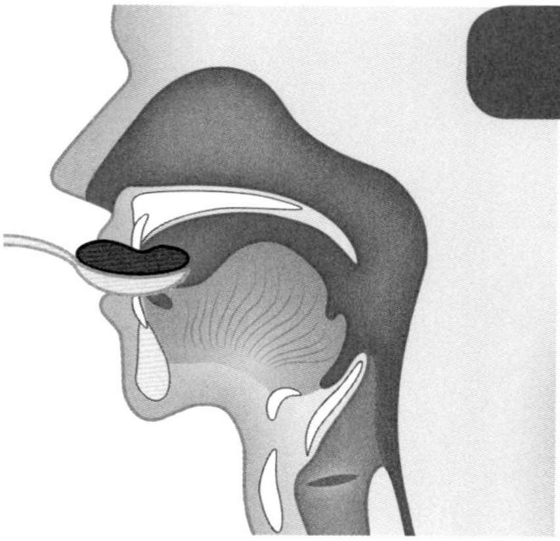

• 用視覺、嗅覺觀察、嗅聞食物。

②在口中把食物整理成容易吞嚥的形狀（準備期）

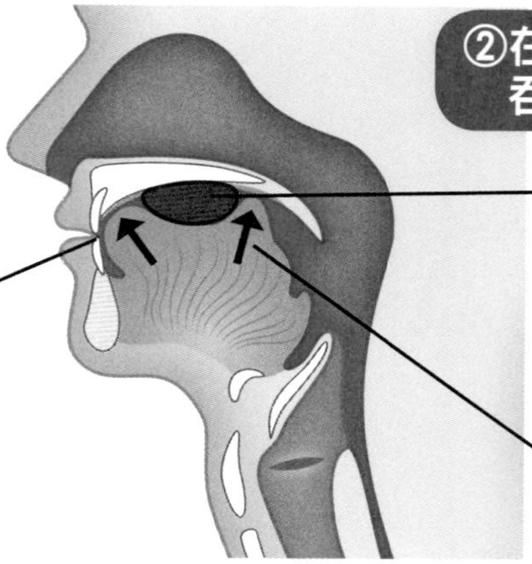

把食物放在舌頭上，整理成容易吞嚥的形狀。

咀嚼、磨碎食物，以方便吞嚥。

上下活動舌頭，把食物往後送。

舌尖緊貼硬顎

③把食物從舌根送至咽頭（口腔期）

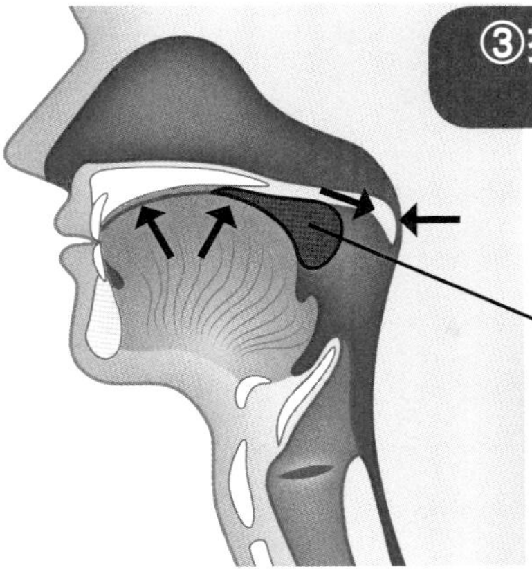

食物通過舌頭與硬顎之間，
送往舌根。

④把食物從咽頭送進食道（咽頭期）

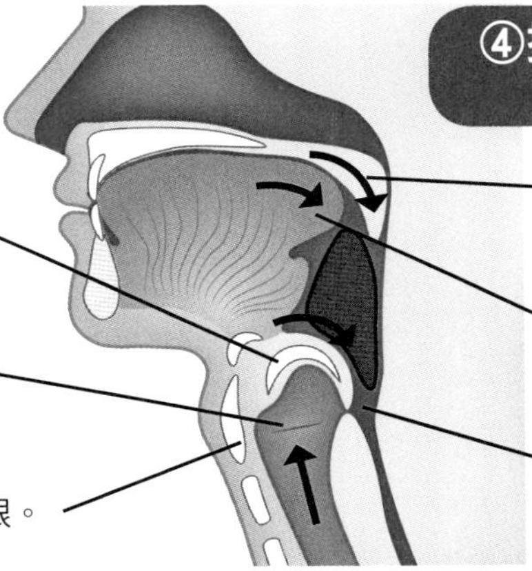

會厭往下翻，
蓋住聲門。

聲門緊閉，
停止呼吸。

喉頭升起至舌根。

軟顎升起，防止食物流往鼻子的方向。

舌頭往後，把食物送進喉嚨。

肌肉鬆弛，
食道的入口敞開。

⑤藉由食道黏膜的蠕動，把食物送進胃裡（食道期）

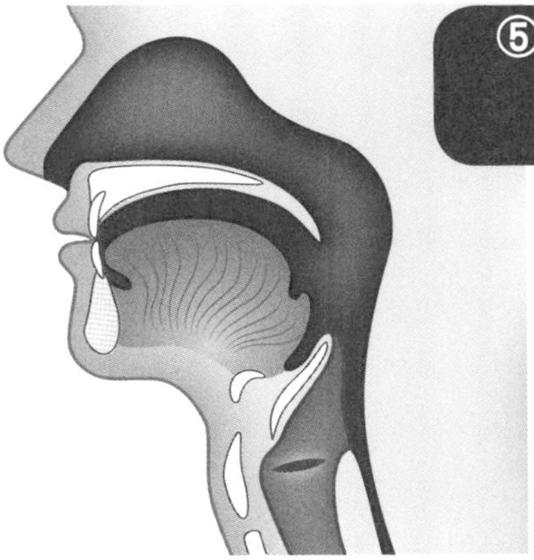

- 軟顎、舌頭、舌骨、喉頭回到原位，聲門敞開。

喉頭、舌頭、喉嚨、食道的衰退

接著來看一下，當身體發生哪些變化時，吞嚥力會衰退。

以下四個原因會造成吞嚥力衰退：

①喉頭變得難以升起

當抬起喉頭的肌肉變弱時，就無法確實抬起喉頭。

抬起喉頭的肌肉主要連接著舌骨。當這些肌肉無力時，喉頭就不容易升起。此外，這些肌肉也有支撐喉頭的作用，一旦變得無力，喉頭的位置就會降低。

一旦喉頭的位置降低，喉嚨的空間就會變大。前文中，把喉嚨比喻成是裝美乃滋的軟管，相較於小的軟管，擠壓大軟管時需要更多力氣。

同樣地，當喉嚨的空間變大時，就需要更大的力氣才能把食物送進食道裡，會變得更不容易吞嚥。

②舌頭變得不靈活

若舌頭的肌肉無力，就無法正常用舌頭控制食物，自然也就更不容易把食物從口中送進食道裡。

正常吞嚥時，擺放在舌頭上的食物，會在對的時機運往喉嚨。但若沒有放上舌頭、殘留在口腔裡的食物，就會在錯的時機流進喉嚨，誤入氣管的機率自然也會變高。

此外，當舌頭變得不靈活時，就無法把食物調整成容易吞嚥的形狀。隨著年紀增長，除了舌

吞嚥力衰退的四個原因

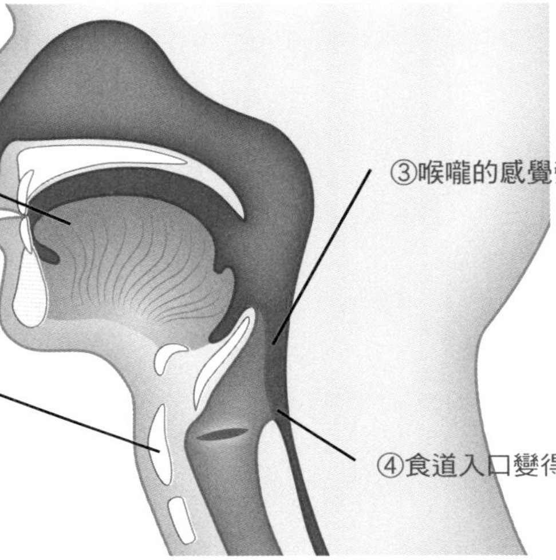
②舌頭變得不靈活
③喉嚨的感覺變得遲鈍
①喉頭變得難以抬起
④食道入口變得不易敞開

• 吞嚥力由許多要素構成。讓我們把這些困難加以切割，在吞嚥訓練裡，一一分解、逐一訓練。

頭變得不靈活外，咀嚼力也會變差，也愈來愈不容易分泌唾液。於是，就更不容易把食物調整成容易吞嚥的大小與硬度了。

③喉嚨的感覺變得遲鈍

一旦喉嚨的感覺變得遲鈍，就不容易感覺到食物的位置，導致無法在對的時機活動喉頭與舌頭。而且，也更不容易感覺食物的形態和軟硬，結果造成在吞嚥食物時，無法正常活動喉頭與舌頭，當軟的東西和硬的東西混在一起時，就無法正常吞嚥。

④食道入口變得不易敞開

食道的肌肉會慢慢失去柔軟度。當食道的肌肉變硬時，食道的入口就無法正常開闔，食物就會殘留在喉嚨。如此一來，飯後殘留在喉嚨的食物，一不小心就可能流進氣管裡。

設計吞嚥訓練的契機

在耳鼻喉科看診時，經常聽患者提到痰卡在喉嚨裡、一直覺得喉嚨緊緊的等困擾。

檢查這些患者的喉嚨，幾乎沒看到腫瘤或發炎之類的異常。

「明明沒有異常，為什麼還會出現這些症狀？」

當有人這麼問我時，我只能照著教科書的內容來說明：可能是胃酸回流到喉嚨引起的LPRD（喉咽反流，Laryngopharyngeal Reflux Disease）、喉嚨過敏，或是感冒久未痊癒……。

直到某天，我診察了一位患者，他只有少量唾液積在喉嚨裡，並沒有其他異常。我讓他試過各種藥物，喉嚨的症狀都沒有改善。唾液積在喉嚨裡是吞嚥機能衰退的訊號，但我過去卻不知道它與喉嚨的症狀有關。

「這是因為吞嚥機能衰退了，那我們來鍛鍊看看如何？」

在我的突發奇想下，我開始指導這位患者進行吞嚥訓練。具體內容是，每天做五次收下巴、緊咬牙關、用力吞下的練習。一個月之後，我再度檢查這位患者的喉嚨，發現之前積在喉嚨的唾液消失了。進一步詢問患者後證實，之前讓他很難受的症狀也都消失了。

「原來透過訓練是可以改善的！」

雖然是由我親自進行指導，但我自己也有些驚訝。

「吞嚥障礙已經變得這麼嚴重，為何沒有任何預防方法？」

我當時對此感到疑惑。

「那不如就來設計一套鍛鍊吞嚥機能的訓練吧！」

這就是我開始設計吞嚥訓練的契機。

第2章

這樣下去，你的吞嚥力沒問題嗎？

吞嚥力衰退的十大症狀

喉嚨積痰、音質變化是吞嚥力衰退的徵兆

兩種自我檢查：症狀與客觀評估

吞嚥力會隨著年齡增長慢慢衰退。

然而，我們卻很難判斷吞嚥力處於哪一個程度。為了進行適當的吞嚥訓練，必須先掌握吞嚥力的程度。

一般可以透過自我檢查確認自己的吞嚥力。自我檢查分為兩種，一種是症狀檢查；另一種則是客觀的肌力與感覺檢查。

以下，就一一說明，檢查表中各種症狀與吞嚥力衰退的關聯。

你有這些症狀嗎？

❶ 喉嚨經常積痰

我在耳鼻喉科看診時，經常有患者跟我說，明明沒有感冒，喉嚨裡卻一直有痰。但當我用內視鏡檢查喉嚨後卻發現，喉嚨裡積的不是痰，而是唾液（口水）。

為什麼患者會覺得喉嚨裡是積痰，不是積唾液呢？那是因為大家從來沒有唾液一直積在喉嚨裡的經驗。但我們都有過感冒時喉嚨積痰的經驗，所以就算是唾液積在喉嚨時，也以為是積痰。

❷ 覺得唾液很多

當吞嚥反射變差時，唾液就會變得難以吞嚥，如此一來，唾液就會積在喉嚨或嘴巴裡，讓

察覺吞嚥力衰退的十大症狀

❶喉嚨經常積痰	☐
❷覺得唾液很多	☐
❸聲音的感覺變了	☐
❹吃飯時或飯後會嗆到	☐
❺時常要清喉嚨	☐
❻睡覺時會咳嗽	☐
❼吞嚥時有卡卡的感覺	☐
❽覺得喉嚨卡卡的	☐
❾覺得液體比固體還難吞嚥	☐
❿食物或飲料會跑到鼻子裡	☐

吞嚥力衰退時，會發生這些症狀。
各位檢查的結果如何？ 符合的症狀有幾項呢？

符合的項目數量

0～1　➡目前吞嚥力良好
2～4　➡吞嚥力些微衰退
5～7　➡吞嚥力嚴重衰退
8～10　➡或許已經陷入吞嚥障礙

人感覺唾液變多了。

3 聲音的感覺變了

我們是靠著振動喉頭的聲帶來發出聲音。當唾液積在喉嚨時，聲帶附近也會有唾液附著，聲帶就無法順暢振動。

此外，喉嚨的空間還有共鳴的作用。當唾液積在喉嚨時，就無法有乾淨的回音，導致聲音有所變化，變成悶悶、糊糊的感覺，這種聲音在專業術語上稱為「濕性嘶啞」（Wet Hoarseness）。

而且，當聲帶變得不靈活時，聲門（25頁）會不易關閉，無法持續發出聲音，也不容易發出較大的聲音。

4 吃飯時或飯後會噎到

若吞嚥的時間點延誤，或是吞嚥動作不順暢，吃飯時食物就容易跑進氣管，導致嗆咳。

此外，當喉嚨的感覺變得遲鈍，或是食道入口變窄時，飯後也會嗆到。這是因為沒有完全吞下、還殘留在喉嚨裡的食物跑進氣管所致。

5 時常要清喉嚨

我們會藉由清喉嚨有意識地把誤入氣管的異物排出。當吞嚥力衰退時，食物或唾液會跑進氣管，這會誘發喉嚨的異物感，讓你想清喉嚨。

6 睡覺時會咳嗽

睡覺期間，由於沒有意識，所以會反射性地吞下流進喉嚨的唾液。

但當吞嚥力衰退到某種程度時，睡覺時唾液就會流進氣管，所以會引發咳嗽以排出流進氣管的唾液。

7 吞嚥時有卡卡的感覺

當吞嚥力衰退時，就無法順利吞嚥，於是吞嚥時就會有一種怪怪的、卡卡的感覺。

8 覺得喉嚨卡卡的

我們總是不斷地在吞嚥。當吞嚥力良好時，不會有任何特別的症狀。

但當吞嚥力衰退時，無法自然吞嚥，喉嚨就會有異物感。

9 覺得液體比固體還難吞嚥

當因老化導致吞嚥力衰退時，液體就會變得難以下嚥。這是因為液體會比固體更快流進喉嚨，不容易抓到吞嚥的時機。

尤其，水是無味無臭的液體，喉嚨不容易感覺到它的存在，也就更不容易吞嚥。

10 食物或飲料會跑到鼻子裡

張開嘴巴時，口腔深處有一層如窗簾般的膜，那就是軟顎。

進食時，軟顎會蓋上以防食物跑進鼻子。但當吞嚥力衰退時，軟顎會錯過蓋上的時機，導致食物一不小心就跑進鼻子裡。

注意

其他疾病也可能引發這些症狀，需要特別注意。

尤其，當咽頭、喉頭或食道裡有惡性腫瘤時，可能會發生同樣的症狀。若對惡性腫瘤置之不理，會危及生命。

如果症狀愈來愈嚴重，請儘速就醫，千萬不要自行判斷。

在耳鼻喉科，可以用內視鏡確認喉嚨是否異常。這時若請醫師一併檢查喉嚨裡（會厭谷、梨狀窩）是否積有唾液，也就能順便確認吞嚥力的狀態。

吞嚥力的
自我檢查❷

確認吞嚥力衰退程度的十項身體檢查

只要知道舌骨和甲狀軟骨的位置與機能，就能判斷你的吞嚥力

找出舌骨、甲狀軟骨的方法

比起舌頭，舌骨與甲狀軟骨（喉頭的骨骼）較不為人所熟知。但在吞嚥力的檢查中，掌握舌骨、甲狀軟骨的位置至關重要。

舌骨和甲狀軟骨從皮膚表面就能摸得到，吞嚥時它們會動。不過，皮下脂肪較多的人或女性會比較不容易察覺。

請把舌骨想像成是脖子最上面的骨頭。在脖子下方是找不到舌骨的，舌骨位於相當上方的位置。在舌骨上方，摸得到肌肉與淋巴結等軟組織。

❶ 把臉往上仰

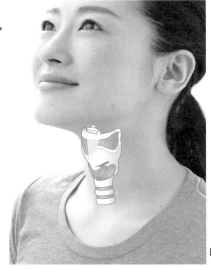

• 請把臉抬高到視線稍微向上的程度，若臉抬得太高，脖子的皮膚過於緊繃，反而不容易摸到舌骨和甲狀軟骨。

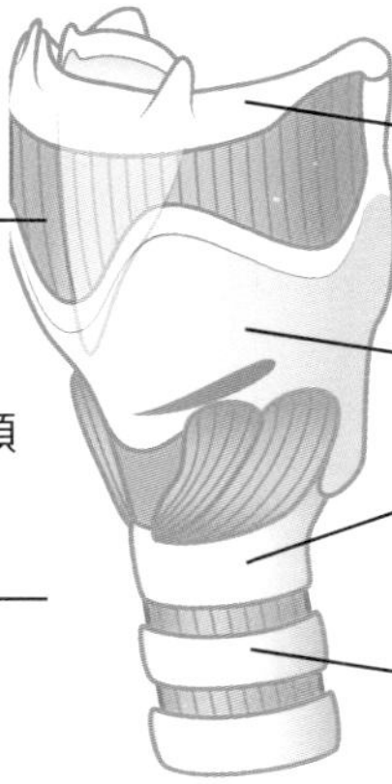

❷ 找出喉結

- 請在圖片上確認舌骨與甲狀軟骨的位置。
觸摸脖子正面，找到突出的部分（喉結）。
喉結位於甲狀軟骨的前上方。清楚觸摸到喉結時，可以感覺到正中央呈縱向裂開。

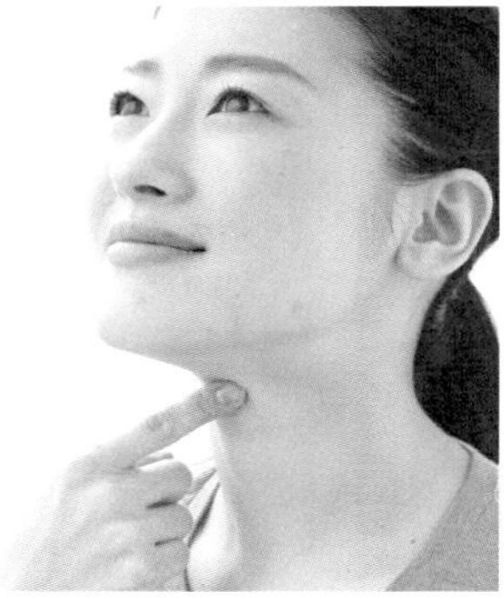

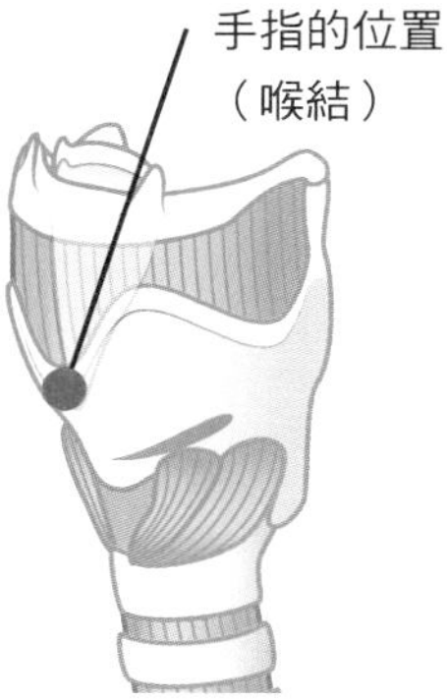

❸ 手指再稍微往喉結的正上方移動

- 手指再稍微往喉結的正上方移動，可以感覺到舌骨與甲狀軟骨之間有個空隙。
這個空隙一般約為數公釐左右，這透過指尖可以感受得到。在喉結的正上方，舌骨由肌肉連接在一起。

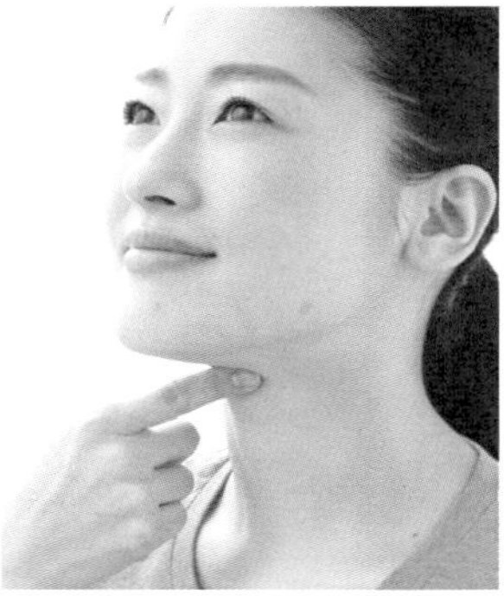

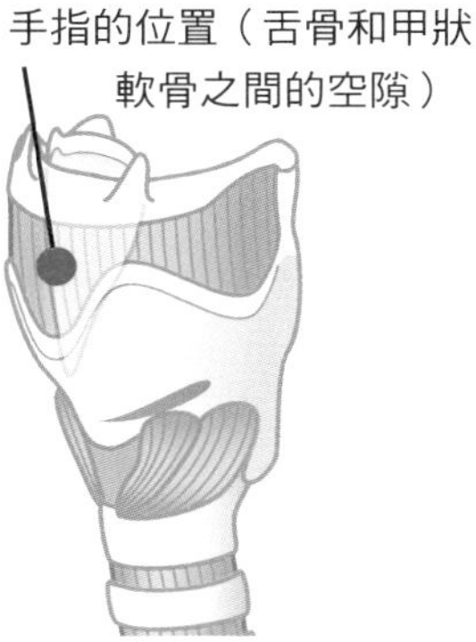

❹ 張開手指可以觸摸到較硬的部分就是舌骨

- 手指觸摸到較硬的部分就是舌骨。舌骨，顧名思義，就位於舌頭附近。

重點

▶收下巴時，就能感受到舌骨位於脖子的上方。

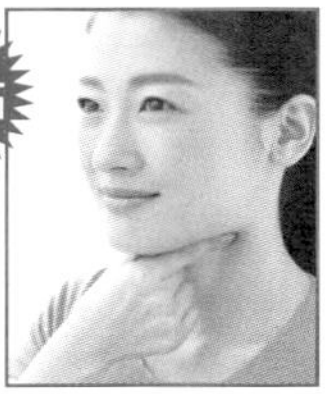

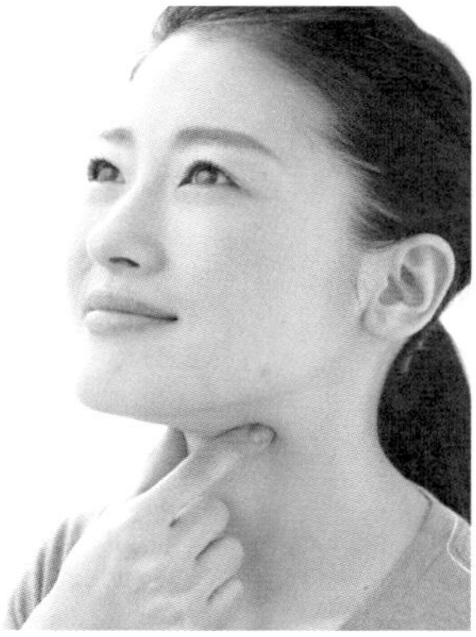

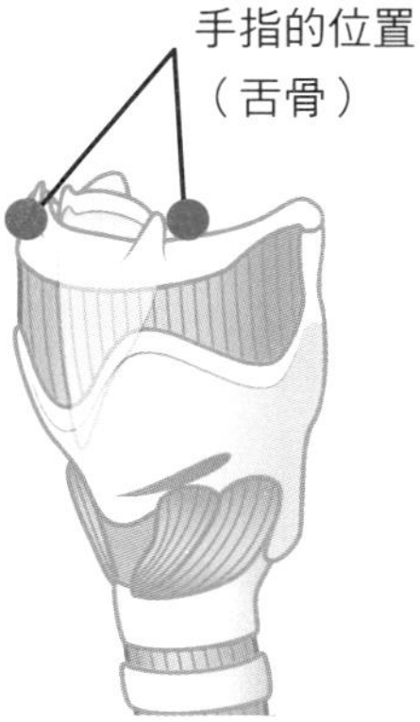

檢查1 喉頭的位置是否降低（甲狀軟骨與舌骨的連接）……□

舌骨與甲狀軟骨（喉頭的骨骼）之間，透過肌肉緊密相連。原本用手指觸摸時，舌骨與甲狀軟骨之間只有幾公釐的空隙，但當連接舌骨與甲狀軟骨的肌肉衰退時，空隙就會變大，當支撐舌骨的肌肉衰退時，舌頭的位置會降低。由於舌骨與甲狀軟骨緊緊相連，所以當舌頭的位置降低時，喉頭的位置也會跟著下降。

1. 觸摸舌骨與甲狀軟骨之間

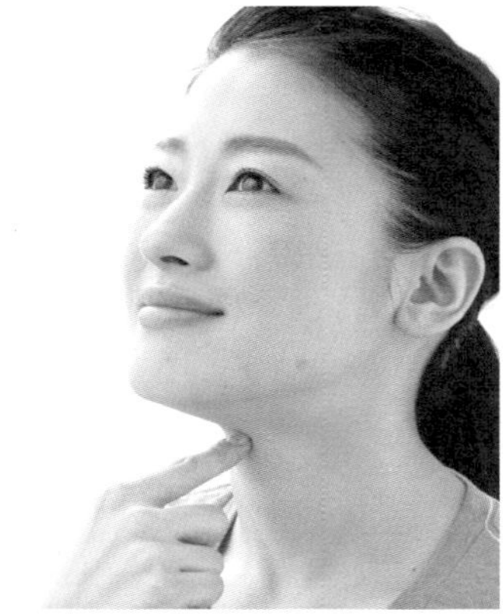

檢查方法

用食指觸摸舌骨。觸摸舌骨正下方、舌骨與甲狀軟骨之間。

判定

手指無法伸進深處 ○
手指可以伸進深處 ╳

2. 在1的狀態下收起下巴、確認舌骨的位置

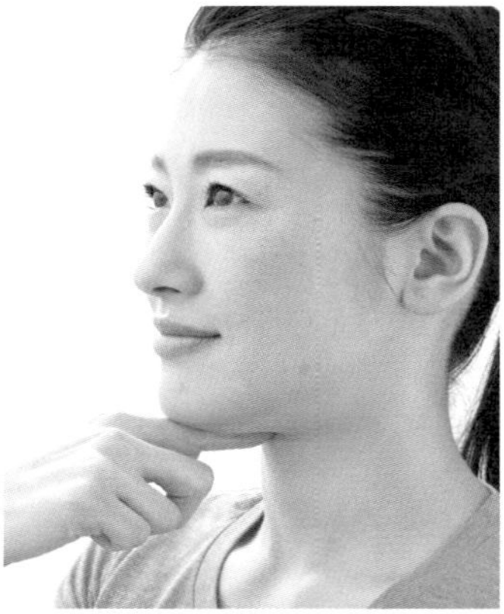

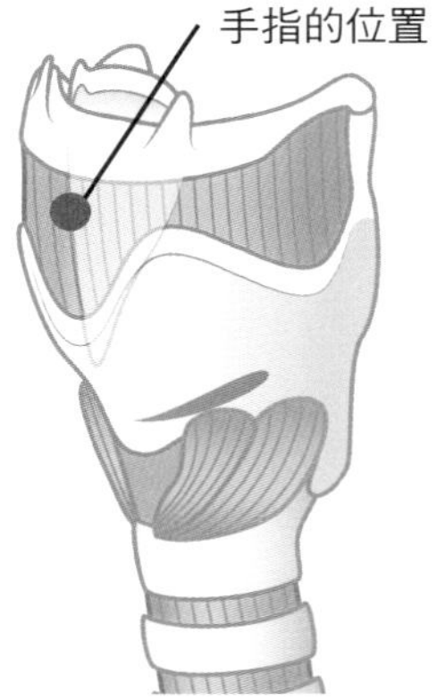

檢查方法

• 將臉朝向正前方，讓脖子靜止在平常的位置。用食指觸摸舌骨與甲狀軟骨之間，食指貼著下巴的前端。

判定

食指的前端與皮膚之間沒有空隙 ○
有空隙 ╳

• 皮下脂肪較多的人，可以用連結下顎骨底部左右的線與皮膚間的空隙來判斷。

（綜合判定）若1、2都是○，就屬正常。

檢查 2 喉頭可以抬高兩公分…□

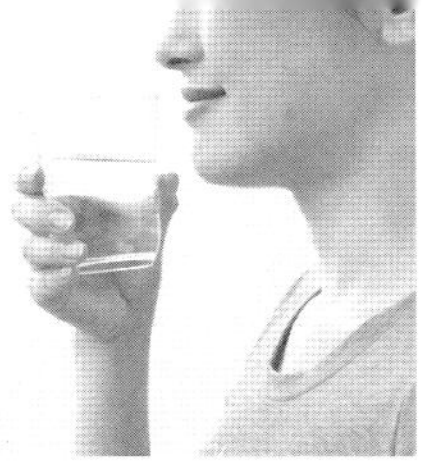

以吞嚥力來說，最重要的就是確實抬高喉頭，把食物送進食道。當喉頭的肌肉衰退時，喉頭就難以抬高。

1. 一邊觸摸舌骨與甲狀軟骨之間，一邊喝水

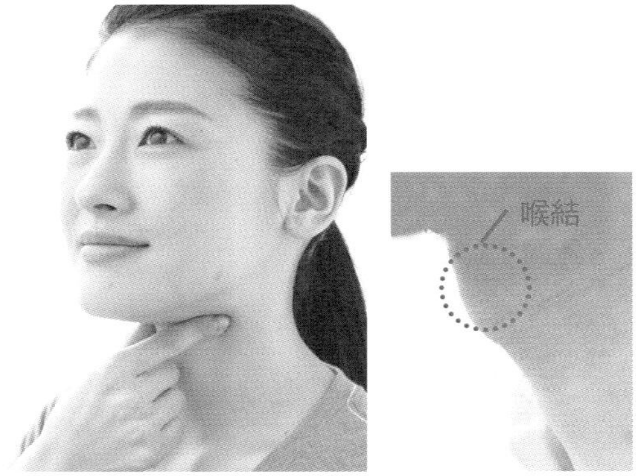

2. 抬高喉頭並維持不動

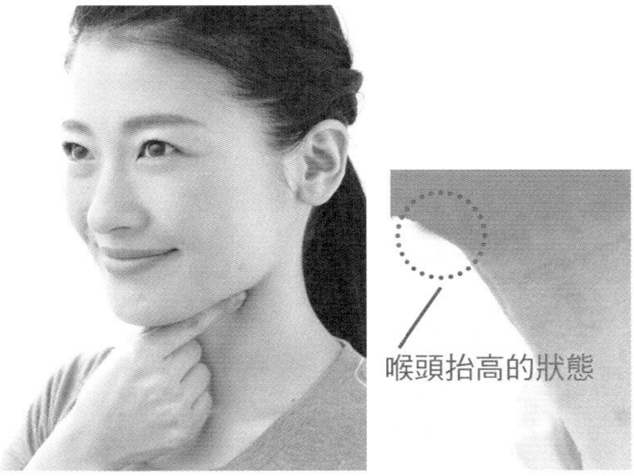

檢查方法

請用左手一邊觸摸舌骨與甲狀軟骨之間的空隙，一邊喝下液體。吞嚥時，確認喉頭升高了多少。（手指只需輕輕碰觸脖子）

一般來說，升高兩公分時，就會摸不到舌骨了。

接著，在吞嚥的瞬間，讓喉頭停在升起後的位置靜止不動。

檢查 3 喉頭抬高後能靜止十秒以上……□

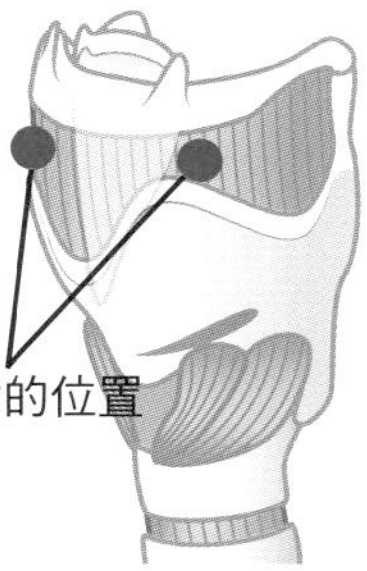

檢查方法

把喉頭抬高並維持不動達十秒以上。

檢查2的判定

吞嚥時，左手完全摸不到舌骨 ○，摸得到 ╳

檢查3的判定

能夠維持不動達十秒以上 ○，無法做到 ╳

檢查 4

舌頭能確實活動

舌頭的機能在於調整食物的大小，並把食物送進喉嚨。當舌頭對食物的控制力變差時，吞嚥力就會衰退。不妨確認一下舌頭是否能確實活動。

□

1. 讓舌頭呈碟子狀，把水積在舌頭上後低下頭

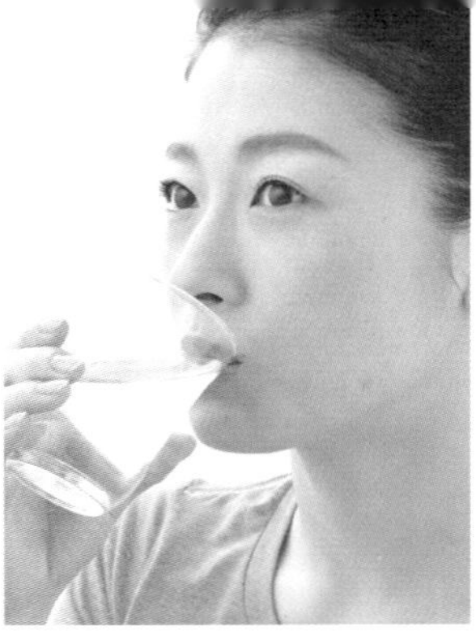

檢查方法

讓舌頭的正中央凹陷，呈碟子狀。把水積在舌頭上後低下頭，確認水有沒有溢出來。

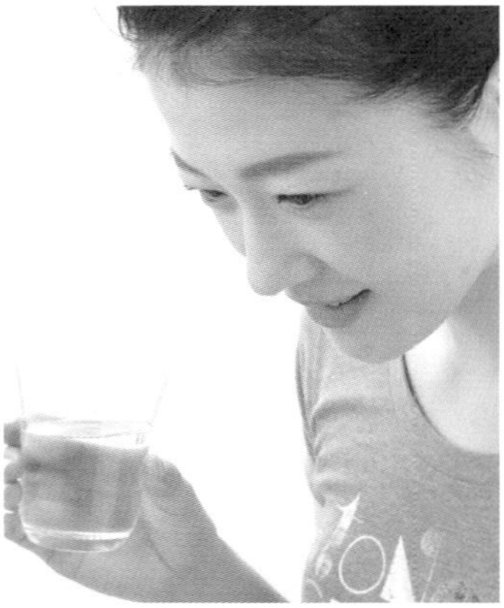

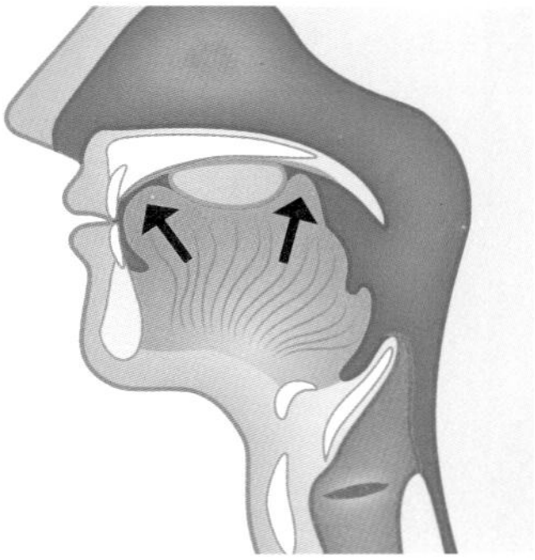

2. 把舌頭捲曲呈U字型

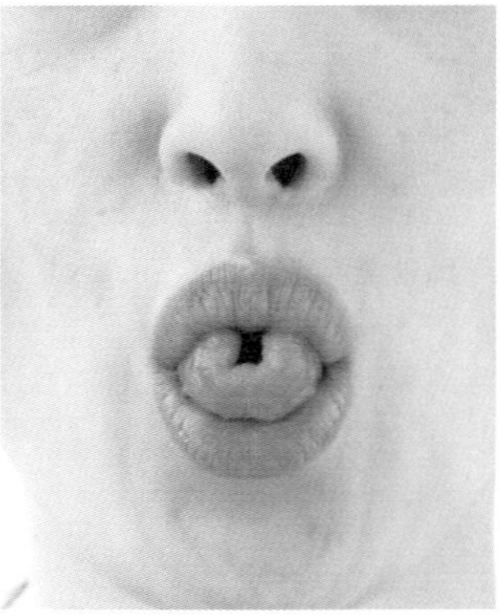

• 捲起舌頭兩端。若無法捲曲至垂直，只要舌頭的兩端能稍微向上提即可。

3. 把舌頭往回捲

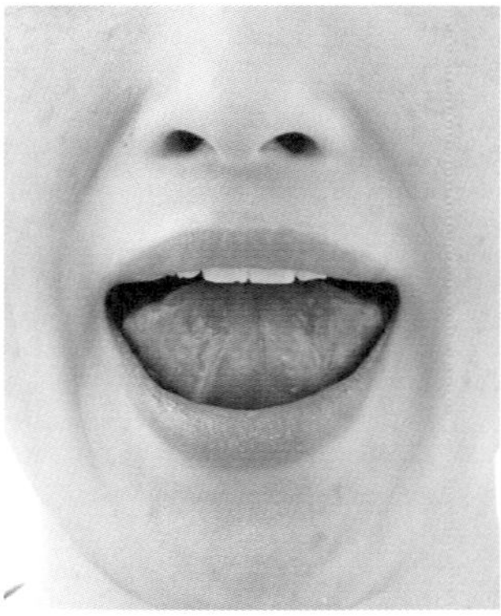

• 舌尖向上，若能清楚讓人看到舌頭的背面就OK。

判定

三項都做得到 ○

只要有任何一項做不到 ×

檢查5

能正常引發咽反射

當你張開嘴，用湯匙戳喉嚨時會噁心想吐，這就是咽反射。當喉嚨的感覺變得遲鈍時，就無法正常產生咽反射。

在正常情況下，光是戳軟顎就會想吐。

□

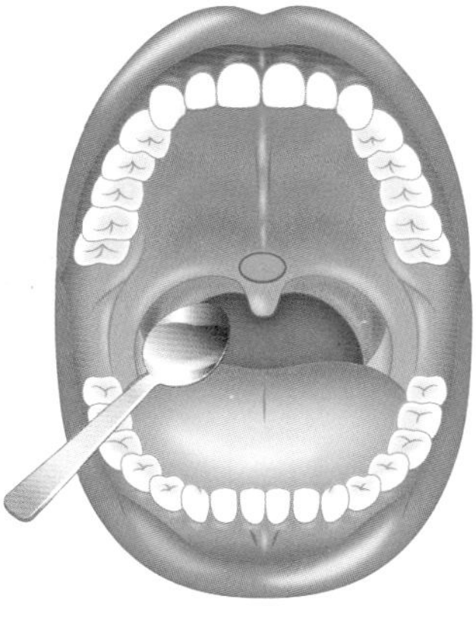

檢查方法

張開嘴巴，用湯匙輕戳軟顎。當咽反射變得愈遲鈍，就得愈用力戳軟顎才會有反應。
若有足夠的咽反射發生，應該會痛苦到眼眶含淚。

用湯匙戳喉嚨

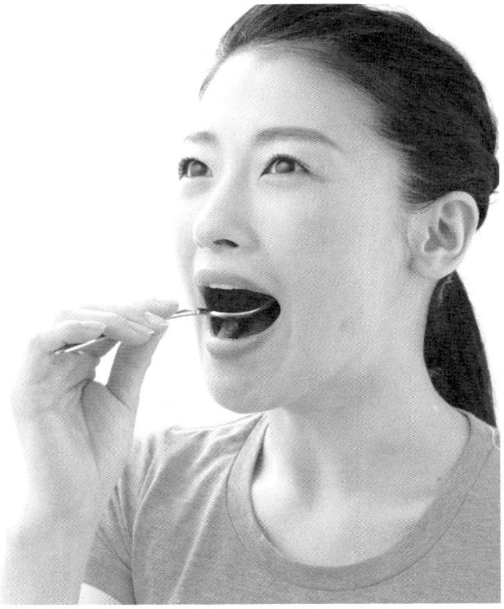

↓

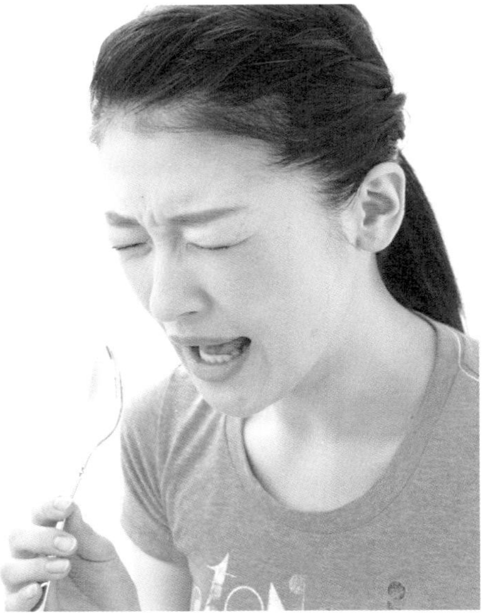

判定

覺得噁心想吐，產生咽反射 ○
沒有產生咽反射 ╳

檢查6

咬合正常

□

吞嚥時，若牙齒能夠確實咬合，喉頭就容易升起。當牙齒咬合、固定住下巴時，抬起喉頭的肌肉就會確實收縮。若下巴無法固定時，就會不好吞嚥。

上下牙齒確實咬合

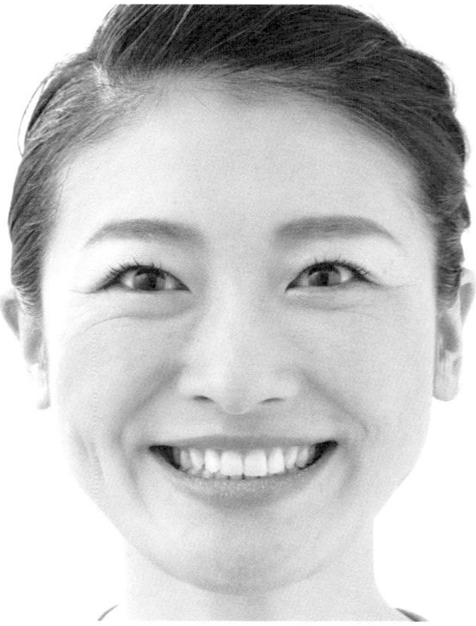

↓

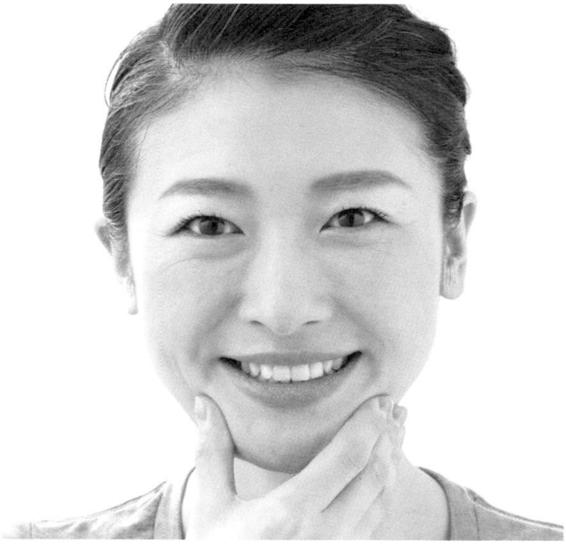

檢查方法

請用力咬住上顎與下顎的牙齒。用食指和拇指抓住下顎，左右晃動。

判定

下顎穩固不會晃動 ○

下顎會搖搖晃晃 ×

檢查 7

脖子具備柔軟度

若脖子的肌肉夠柔軟，喉頭和舌頭也容易活動。轉動脖子的方法共有屈曲、伸展、旋轉、側屈四種。

1.脖子輕輕地往前後彎

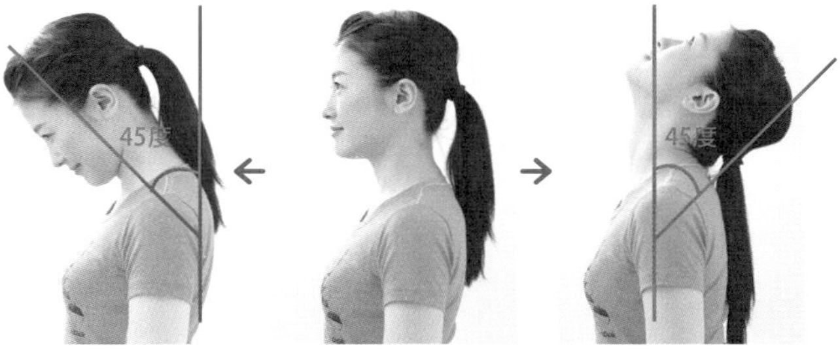

檢查方法 觀察鏡子裡，當脖子輕輕往前後彎曲時，確認屈曲、伸展的角度都有超過四十五度。

2.脖子輕輕向左右轉動

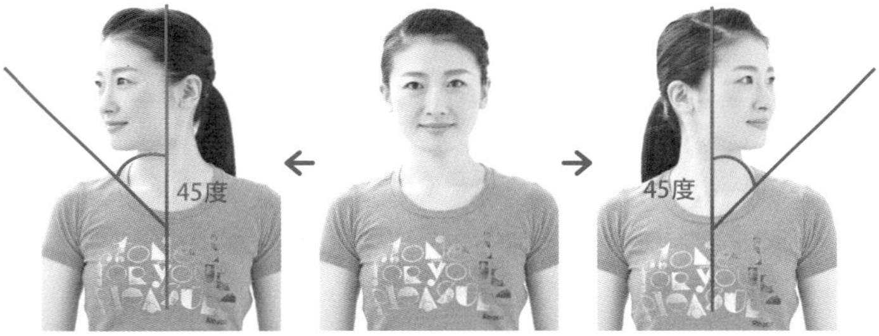

檢查方法 觀察鏡子裡，當脖子輕輕向左右旋轉時，確認左右旋轉的角度都有達到四十五度。

3.脖子輕輕往左右倒

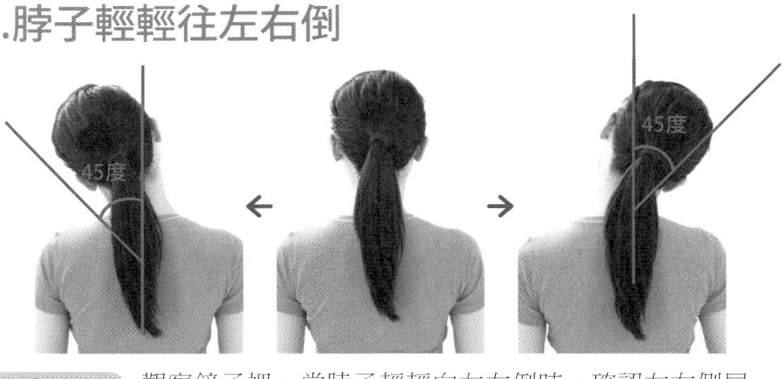

檢查方法 觀察鏡子裡，當脖子輕輕向左右倒時，確認左右側屈的角度都有達到四十五度。

判定

所有方向的角度都有達到四十五度 ○
有任何一個方向不到四十五度 ×

□

檢查 8

支撐喉頭的肌肉具備柔軟度

為了讓喉頭可以順暢活動，喉頭周邊的肌肉就必須柔軟。若喉頭硬梆梆不易活動，吞嚥力就會衰退。當支撐喉頭的肌肉變硬時，就不容易用手指讓甲狀軟骨左右移動。

試著活動支撐喉頭周邊的肌肉

檢查方法

請先確認甲狀軟骨的位置（參考38至39頁）。用手指從正面壓住甲狀軟骨，往左右移動。當支撐喉頭的肌肉變硬時，甲狀軟骨會感受到阻力，無法移動。

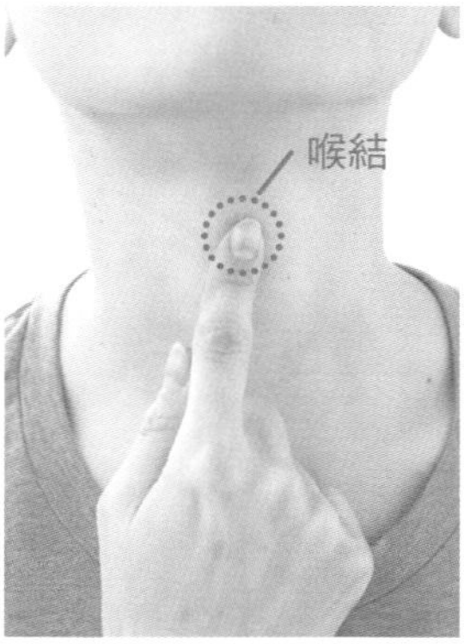

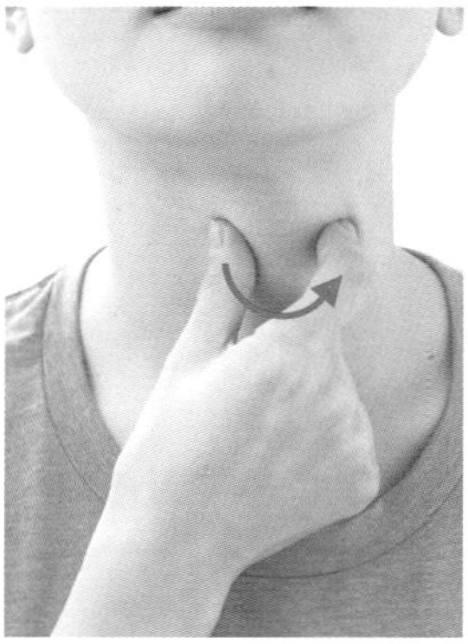

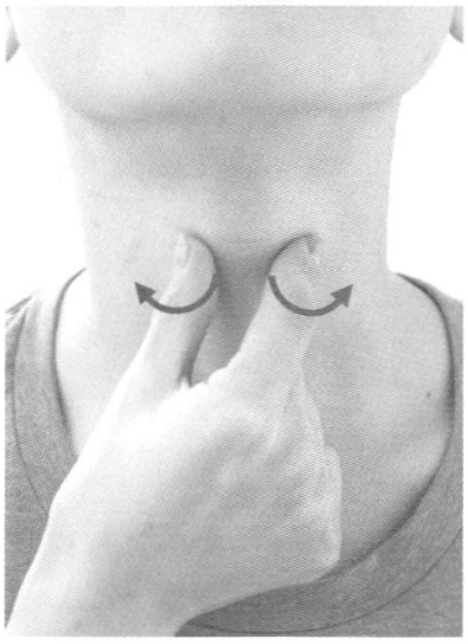

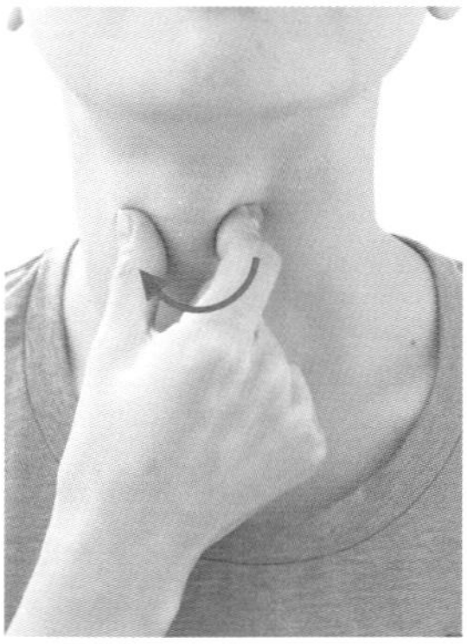

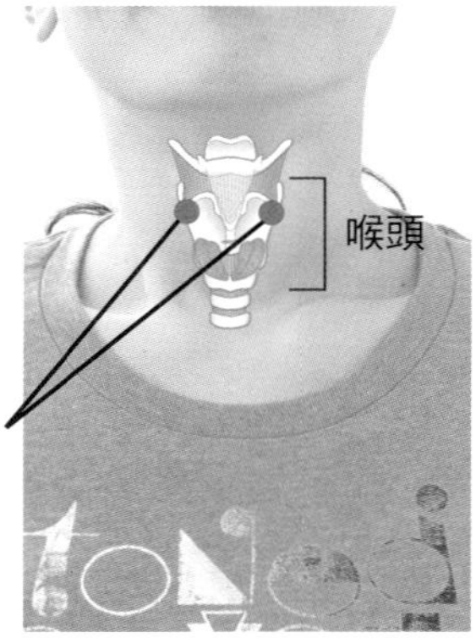

判定

左右合計能活動約一公分且毫無阻力 ○

喉頭硬梆梆不好活動 ╳

檢查 9

能夠持續發出聲音

一般來說，男性能夠持續發出聲音三十秒左右，女性則為二十秒。當吞嚥力衰退時，發聲的力量也會衰退，發聲的力量衰退後，持續發聲的時間就會變短。

發出「啊～」的聲音，並儘可能拉長時間

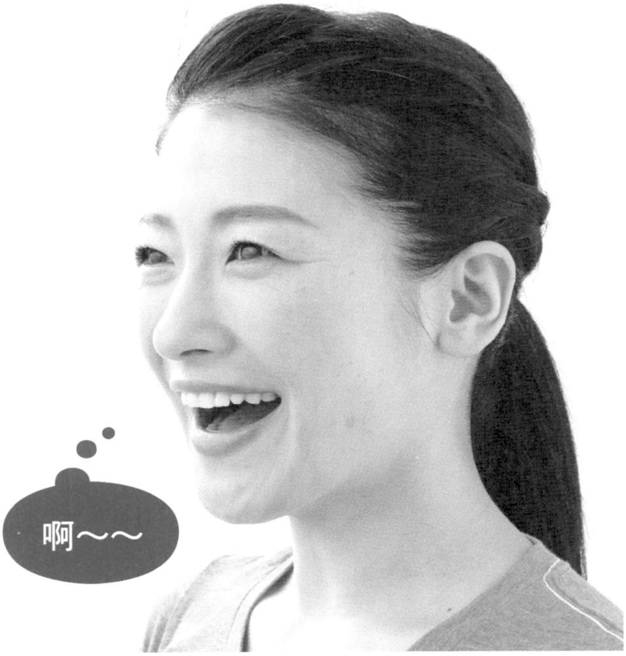

檢查方法

大口吸氣，發出「啊～」的聲音，並儘可能拉長時間。
此時的聲音大小，大概與平時說話時一樣。

判定

男生能持續發出聲音十五秒，女生能達十二秒以上 ○
無法持續發出聲音 ×

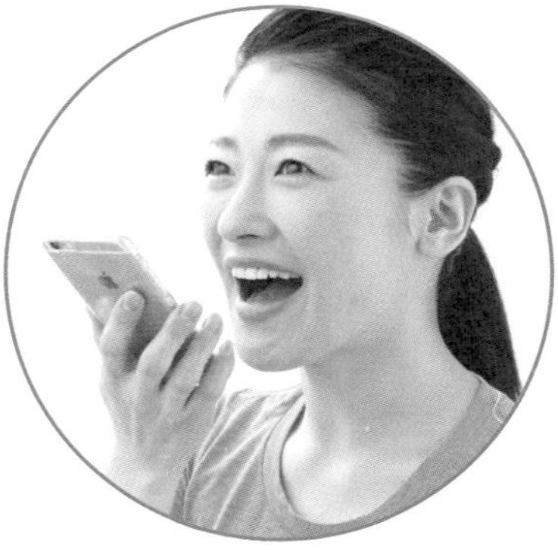

用智慧型手機檢查聲音的大小！

智慧型手機裡有檢測聲音大小的應用程式，把聲音大小作為訓練的指標，也不失為一個好方法（參考99頁）。

檢查 10

姿勢端正

端正的姿勢對吞嚥力而言非常重要。

靠牆站好

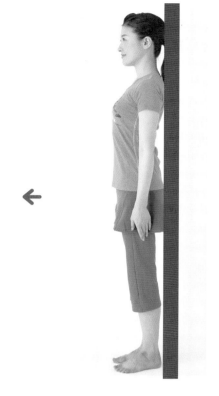

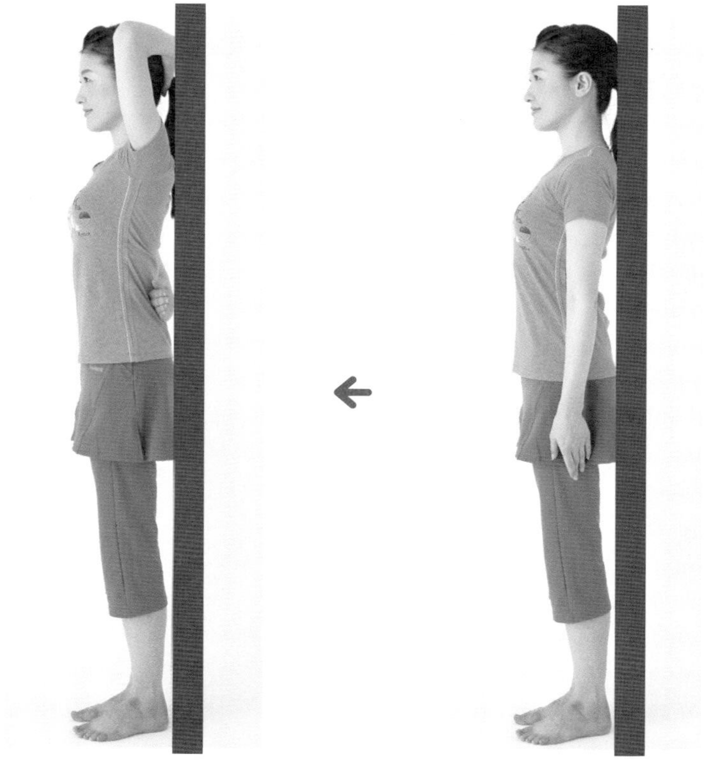

□

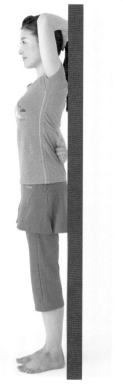

檢查方法

①抬頭挺胸站好，先稍微離開牆壁一點。
②直接往牆壁方向後退，直到肩膀和屁股碰到牆壁為止。
③把手掌放進頭部與牆壁之間。
④把手掌放進腰部與牆壁之間。

●駝背（骨盆後傾）的話…
頭部與牆壁間的空隙變大，背部與牆壁間的空隙變小。也就是說，伸進頭部縫隙的手掌無法同時碰觸到頭部與牆壁，另一隻手也伸不進背部與牆壁之間。

●骨盆前傾的話…
頭部與牆壁間的空隙變小，背部與牆壁間的空隙變大。也就是說，手伸不進頭部與牆壁之間，另一隻手也無法同時碰觸到背部與牆壁。

判定

手掌可以同時輕觸到頭部與牆壁，
而且也能同時輕觸到背部與牆壁 ○
碰不到 ×

確認吞嚥力衰退程度的十項身體檢查

❶喉頭的位置是否降低 （參照40頁） □

❷喉頭可以抬高兩公分 （參照41頁） □

❸喉頭抬高後能靜止十秒以上 （參照41頁） □

❹舌頭能確實活動 （參照42頁） □

❺能正常引發咽反射 （參照43頁） □

❻咬合正常 （參照44頁） □

❼脖子具備柔軟度 （參照45頁） □

❽支撐喉頭的肌肉具備柔軟度 （參照46頁） □

❾能夠持續發出聲音 （參照47頁） □

❿姿勢端正 （參照48頁） □

當吞嚥力衰退時，就無法做到這些動作。
你符合的項目有幾個呢？

符合的項目數量

10 ➡目前吞嚥力良好

8～9 ➡吞嚥力輕微衰退

5～7 ➡吞嚥力大幅衰退

0～4 ➡可能已經陷入吞嚥障礙

一邊摸索一邊展開的吞嚥訓練

我設計了吞嚥訓練，並且開始在照護機構裡進行指導。但我對於高齡者具備多好的吞嚥力、該進行多少訓練，卻毫無頭緒。

於是，我一開始只針對幾位入住者進行訓練。

其中有一位八十五歲男性。他有腦梗塞的病史，也曾有過吞嚥障礙，目前雖然可以正常進食，但很擔心將來是否能夠持續正常進食。

第一次診察時我發現，他喉頭升起的高度有限，升起的速度也有些緩慢。

雖然我開始指導他進行吞嚥訓練，卻無法確切說明該如何活動喉頭。患者完全無法做到抬起喉頭並靜止不動，用液體進行訓練時，也常常不小心嗆到。

在反覆試驗、不斷摸索之下，訓練持續了兩個月。

訓練結束之後，他已經能按照自己的意志，確實上下活動喉頭，抬起後還能靜止不動達十秒鐘。

進食時，他能確實抬起喉頭，且抬起的速度也變快了，改變之明顯連負責照護的工作人員也都發現了。

他本人表示「以前吃飯時偶爾會嗆到或咳嗽，現在都不會了，吃飯變得輕鬆多了。」

這樣的結果讓我頗為驚訝，覺得意識較清楚的人理解力相對比較好，症狀也可能獲得改善。即使是八十五歲高齡，也能靠著訓練提升吞嚥力。這也讓身為指導者的我更有信心。

第3章

鍛鍊吞嚥力

在吞嚥力完全衰退前就要展開吞嚥訓練

為了維持吞嚥力，必須及早因應

一旦吞嚥力因老化而衰退、陷入吞嚥困難後，想要恢復到原本的狀態會非常困難。所以，為了能夠持續獨立生活，必須在吞嚥力完全衰退前開始改善。

吞嚥的重點在於，在對的時間點抬起喉頭、活動舌頭。大家可能不知道這件事有多重要。

因為過去的訓練都把重點放在放鬆口中和脖子的肌肉，沒有針對喉頭或舌頭進行加重負荷的訓練。

因此，我設計的吞嚥訓練是把重點放在訓練吞嚥的動作，再配合每位的狀況來鍛鍊吞嚥力。

我會為吞嚥力已嚴重衰退的人，介紹一些不使用食物和飲料的方法，也會採用一些原本就行之有年的吞嚥體操與吞嚥復健的內容來進行訓練。

如何才能確實吞嚥

吞嚥力衰退時會出現各種症狀，包括進食時會嗆到、不停咳嗽，食物黏在喉嚨上下不來，一直覺得喉嚨裡有東西……。

如果可能，每個人當然都希望一輩子都能舒服地吃東西，不用嚐到這樣的苦頭。而為了實現這個心願，最需要的就是吞嚥力。若能好好地吞嚥，就不會嗆到也不會咳嗽，一天三餐都輕鬆愉快。所以，為了能用嘴巴輕鬆進食，就必須先鍛鍊吞嚥力。

此外，吞嚥力以外的能力也很重要。首先，必須要能確實咬住食物，把食物放進嘴裡。

還有，如果食物進入氣管，就要靠嗆咳確實把異物排除出去，所以需要能夠呼出空氣的呼吸機能。為了維持呼吸機能，就必須擴張胸腔，因此姿勢需要端正。而為了維持端正的姿勢，全身上下的肌力都需要均衡。

換言之，為了維持進食的能力，整體健康也是不可或缺。

因此，在這一章的後半，將會針對吞嚥以外的內容進行說明。

為了維持進食能力，全身上下都要健康

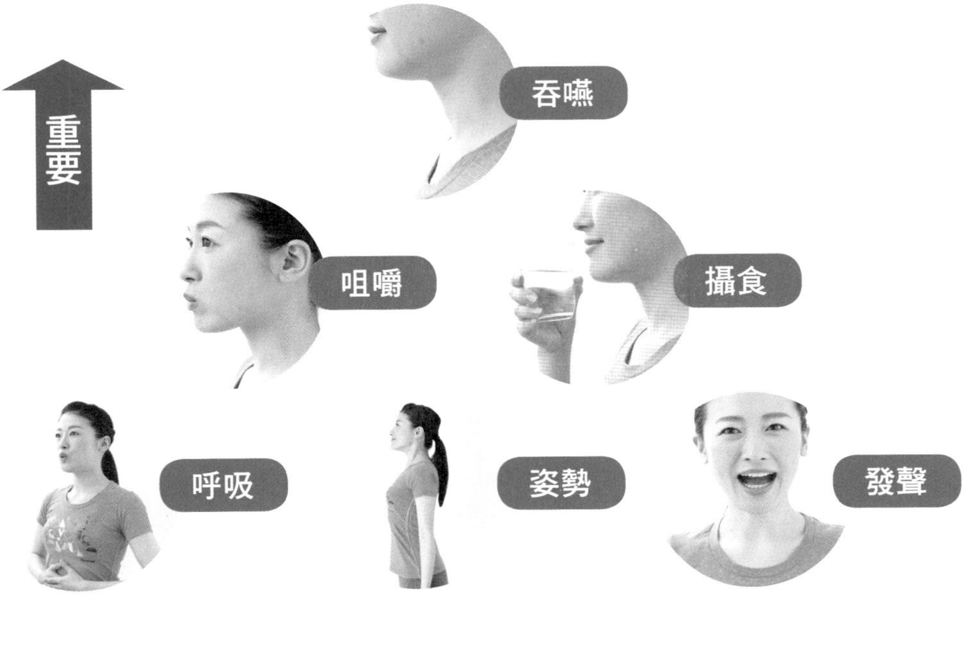

先確認喉頭的位置，必須能自由活動喉頭

我們要活動喉頭才能進行吞嚥。而確實吞嚥的關鍵就在能按照自己的意思，自由地活動喉頭。

我們平時並不會對吞嚥這個動作有意識，久而久之，就會不知道喉頭在哪裡，又該如何活動喉頭。

因此，不妨按照以下順序，試著有意識地活動喉頭。

更詳細的方法請參考84至91頁的說明。

❶ 確認喉頭的位置

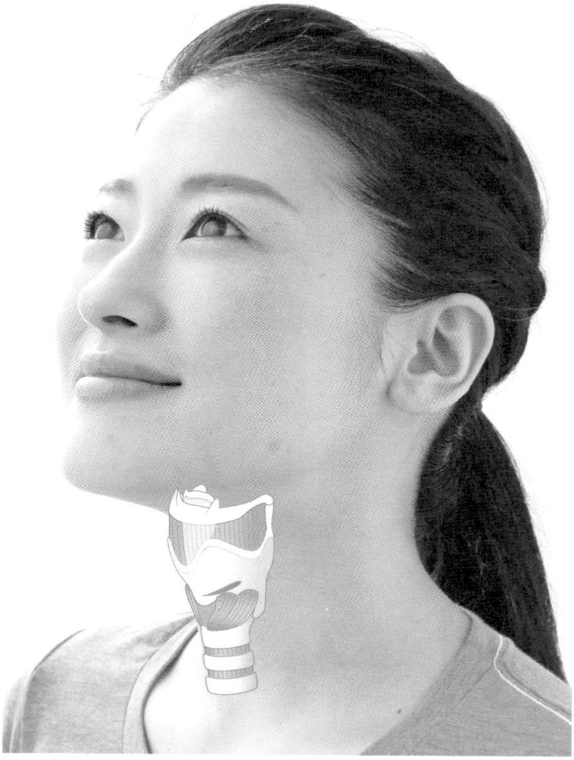

• 喉頭位於脖子的上方，請確認喉頭的形狀與位置。

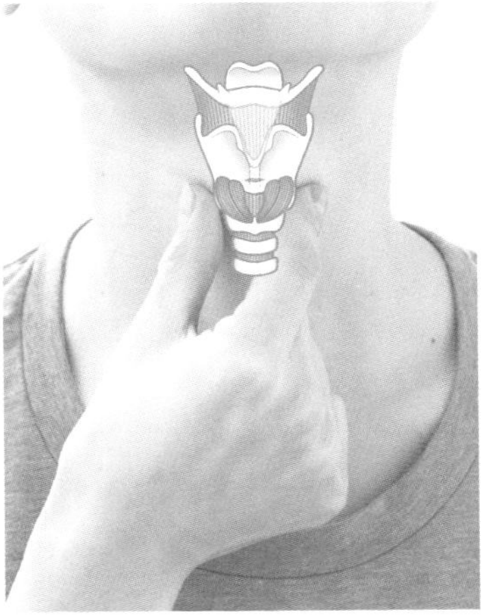

❷ 一邊觸摸甲狀軟骨（喉頭的骨骼），一邊試著吞嚥

請一邊觸摸脖子正面，一邊吞下食物。吞下食物時，會動的部位就是甲狀軟骨，甲狀軟骨是構成喉頭骨骼的組織，它的前上方是喉結。

確認了甲狀軟骨之後，請一邊觸摸甲狀軟骨，一邊吞嚥，並重複幾次這個動作。

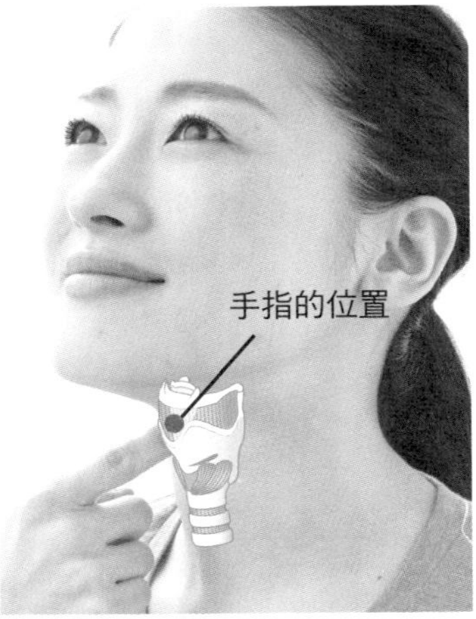

❸ 把手指放進舌骨與甲狀軟骨間的空隙，試著吞嚥

試著用食指觸摸位於甲狀軟骨前上方的喉結。喉結呈現中央縱向裂開的形狀。把手指從喉結往上方移動，放進舌骨與甲狀軟骨間的空隙。

在這樣的狀態下吞下食物時，會感覺到喉結越過指尖。

❹ 試著有意識地活動喉頭

持續一邊觸摸著甲狀軟骨，一邊吞下食物，就能慢慢體會出喉頭活動的方式。

做到這一步後，不妨開始試著在不吃東西的狀態下，上下活動喉頭。若能按照自己的意思活動喉頭，就算是合格了。

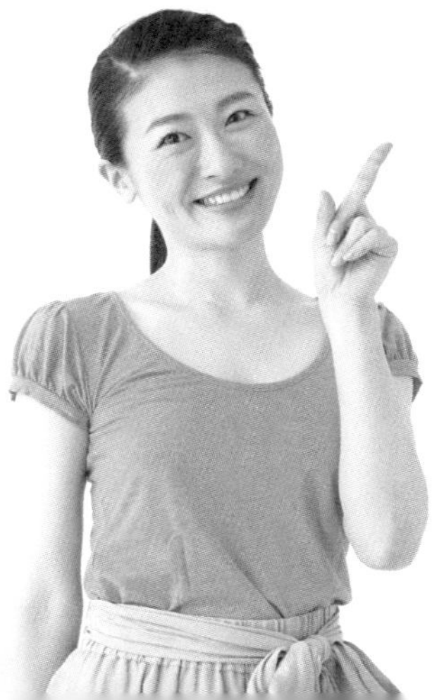

用吞嚥訓練強化喉嚨、舌頭的肌力與感覺

吞嚥訓練就是用符合吞嚥動作的動作來提升吞嚥力。

吞嚥訓練① 運用飲料來鍛鍊喉頭與舌頭，是三項訓練中最重要的一項。當吞嚥力尚未衰退時，光是這一項就足以達成訓練的效果。

吞嚥訓練② 要鍛鍊的是舌頭的活動，這對舌頭無力的人十分有效。

吞嚥訓練③ 學習正確的吞嚥方式，以防食物殘留在喉嚨。

吞嚥訓練❶ 運用飲料的訓練

這是吞嚥訓練中最重要的一項。想確實吞嚥，關鍵是在對的時間點抬起喉頭，靈活地活動舌頭。這個訓練能夠強化與吞嚥相關的喉嚨與舌頭的肌力和感覺。

目標是一天做二至三次，所需時間取決於你的吞嚥力。若以口腔裡十秒、抬起喉頭十秒的速度來進行，一次平均約需三十秒。會嗆到的時候，不運用飲料，只進行意象訓練（Image Training）也同樣有效。

訓練①

用吸管吸起飲料

透過用吸管把飲料吸進嘴裡的動作，能夠鍛鍊吸的能力。建議使用柳橙汁等香氣或口味較為明顯的飲料。此外，冰冷的飲料比較容易刺激口腔或喉嚨黏膜，稍微濃稠一點的飲料，則能增加訓練的強度。

用吸管吸起飲料

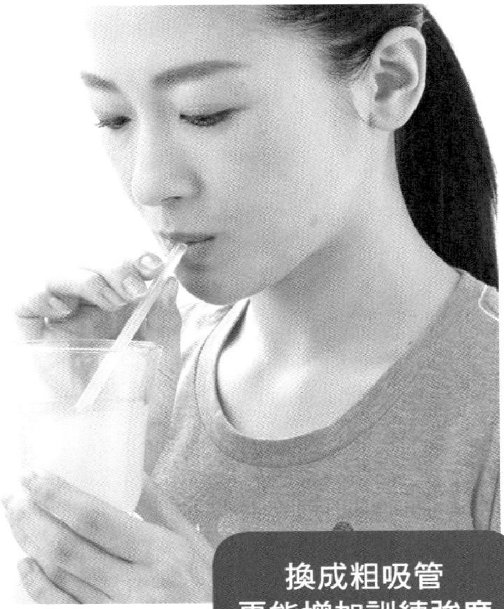

換成粗吸管
更能增加訓練強度

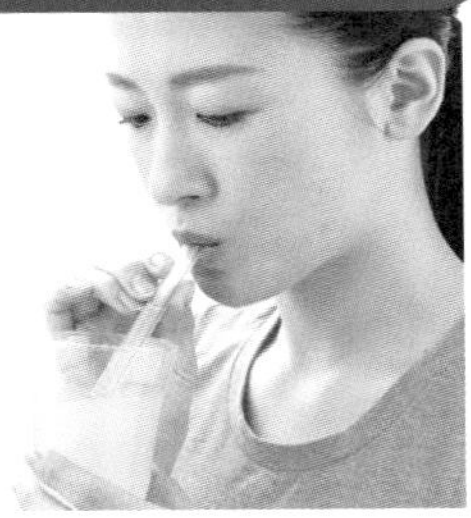

• 用吸管吸時，請感受一下飲料的顏色和吸取飲料時的聲音。此外，也要想像飲料的味道。
飲料流進喉嚨無法呼吸時，請低頭以避免飲料流進喉嚨。

吹氣

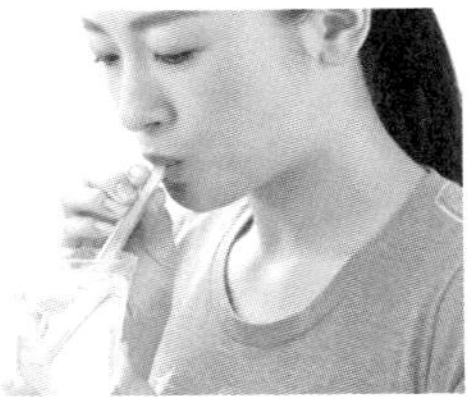

• 吹氣指的是透過吸管吐氣。吹氣是一種吐氣訓練，吐氣對吞嚥力嚴重衰退的人很有幫助。

用水杯喝飲料也OK

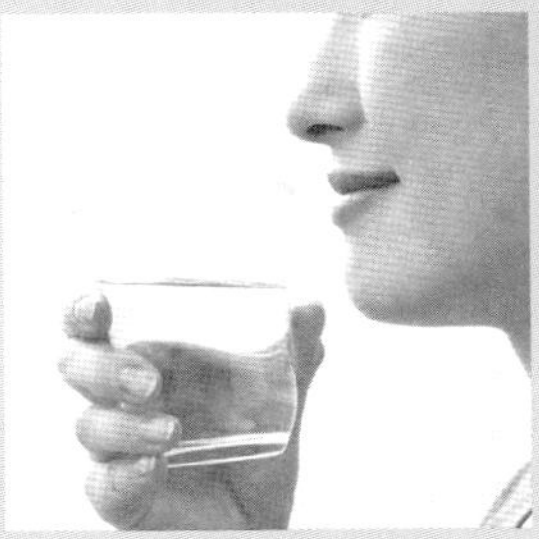

若吸力尚未衰退，也可以不用吸管，而是用杯子將飲料送入口中。

訓練②

把飲料短時間含在嘴裡

這個訓練是要鍛鍊舌頭，讓它能夠含住食物或飲料。

用硬顎和舌頭含住飲料後，請感受飲料的味道、香氣、溫度與觸感。含住的時間以十秒為目標（自我檢查時間的三分之二也可以）。

若有假牙，液體會從牙齦與假牙的縫隙流出去。有裝假牙的人，請試著讓舌頭捲成碟子狀，把液體含在舌頭上面。

無法讓舌頭呈碟子狀的人，請儘可能讓兩側的臉頰往內側靠，防止液體從舌頭的側邊漏出去。

把飲料含在口中十秒

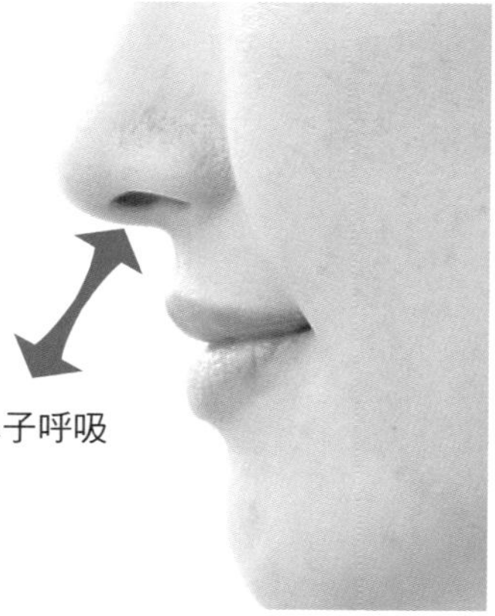

用鼻子呼吸

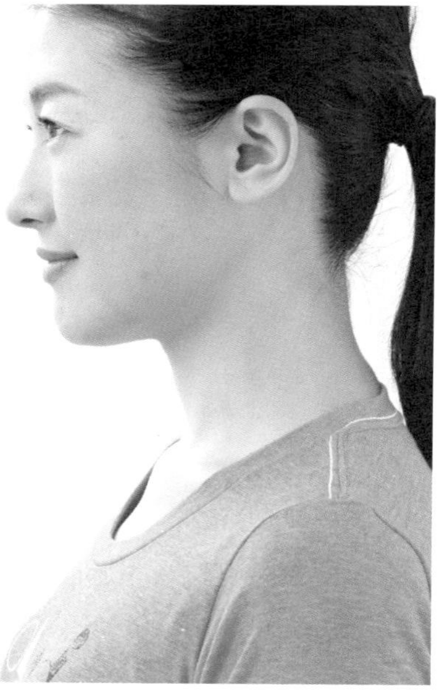

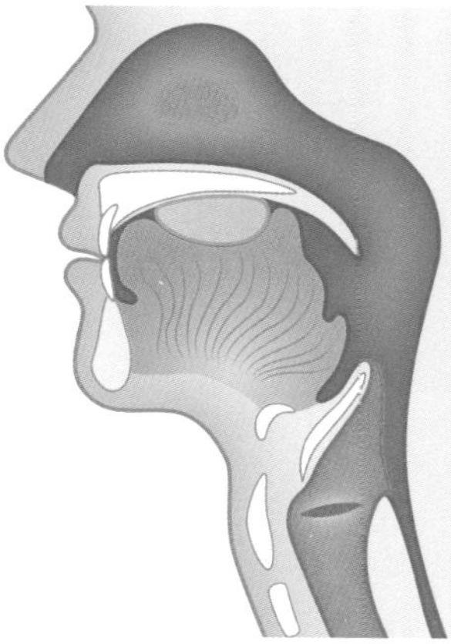

• 當嘴裡含著飲料時，請用鼻子先呼吸。因為抬起喉頭時會吸不到氣，這可能會有些難受。
飲料流進喉嚨無法呼吸時，請低下頭，以防飲料再流進喉嚨。

訓練③

確實嚥下液體

我們是先抬起喉頭接著才吞嚥。吞嚥瞬間，若能收下巴、確實咬合，舌骨上肌（Suprahyoid Muscles）會比較容易收縮，就能輕鬆地抬起喉頭。嘴巴張開時，因為下巴沒有固定，比起咬合的時候，較不容易吞嚥。

喉頭升起時，就吸不到氣。在吞嚥前，請先留意自己的呼吸，吞嚥時，先輕輕吸一口氣後再動作。

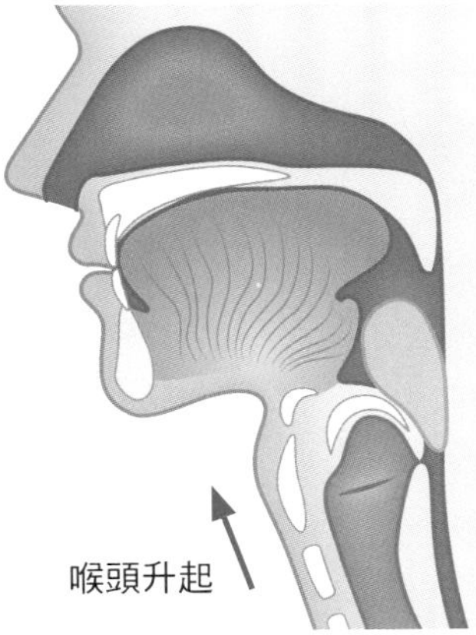

用手指好好確認，一邊收起下巴一邊吞嚥

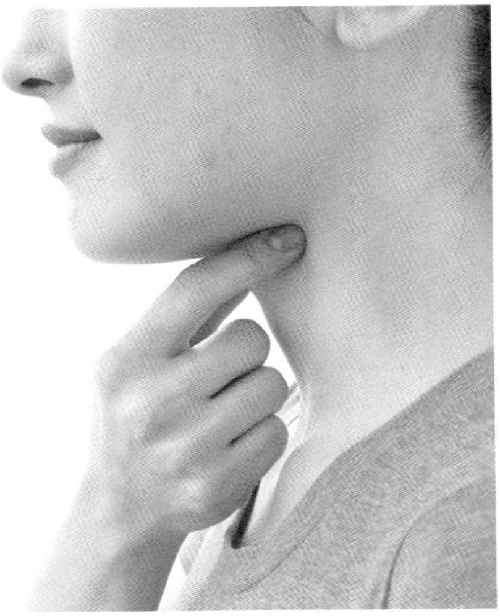

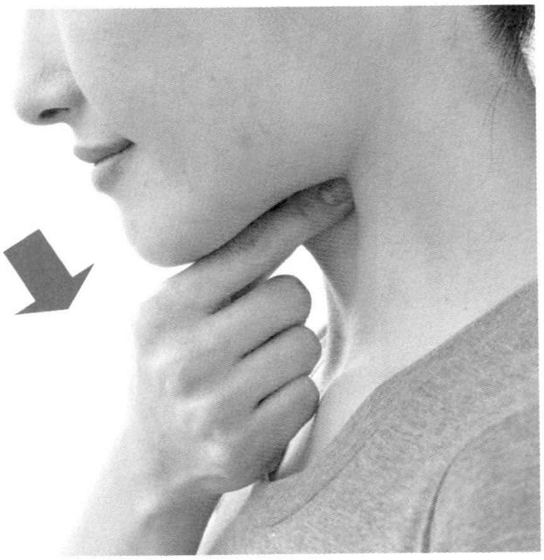

- 在收起下巴的瞬間抬起喉頭。此時，喉嚨與舌頭要用力，就像擠壓軟管一樣，向飲料加壓。

手指輕輕放在皮膚上觸摸。

用手指確認喉頭有升起。

請不要用手指強壓喉頭，或是試圖用手指抬起喉頭。

訓練④

讓喉頭維持抬起

這是維持抬起喉頭的訓練，要鍛鍊的是活動喉頭的肌肉。吞嚥時，用大拇指與食指輕觸甲狀軟骨（喉頭的骨骼）與舌骨，確認喉頭有往上方移動。

要確實運用脖子的肌肉抬起喉頭。喉頭抬起時會無法呼吸，飲料若沒辦法一次喝完，分兩、三次喝下也沒關係。請在全部喝完之後，仍維持喉頭抬起的狀態。若液體殘留在喉嚨，喉頭降下來時，液體就會流進氣管，可能會嗆到。

吞嚥時，維持喉頭抬起的狀態十秒鐘

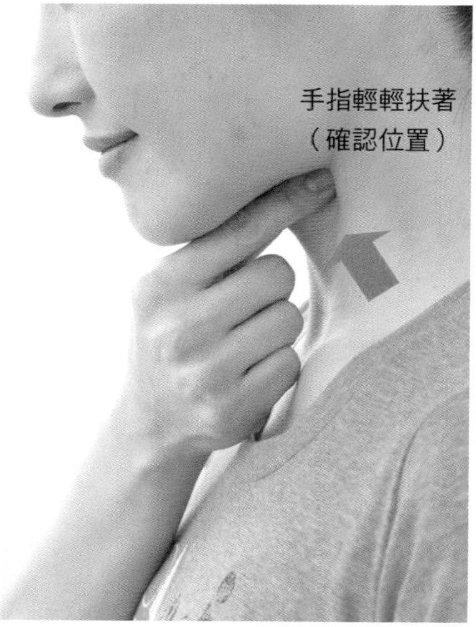

• 若無法維持十秒鐘，也要盡量做到六、七秒。若無法抬起喉頭維持不動，請先從能依照自己的意志活動喉頭開始練習。

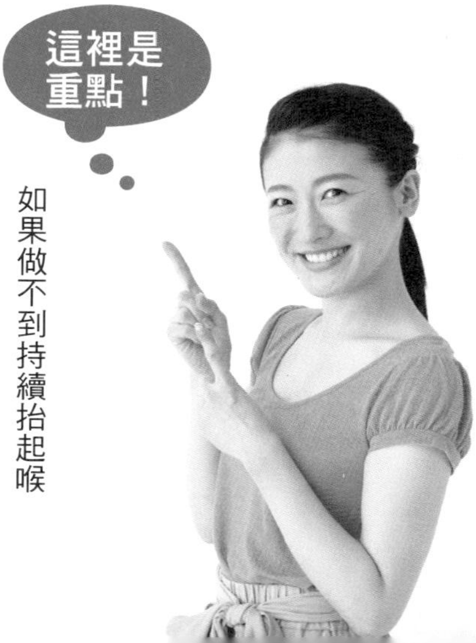

如果做不到持續抬起喉頭，可以慢慢練習設法達成。想要能按意志活動喉頭，請參照54至55頁、84至91頁。

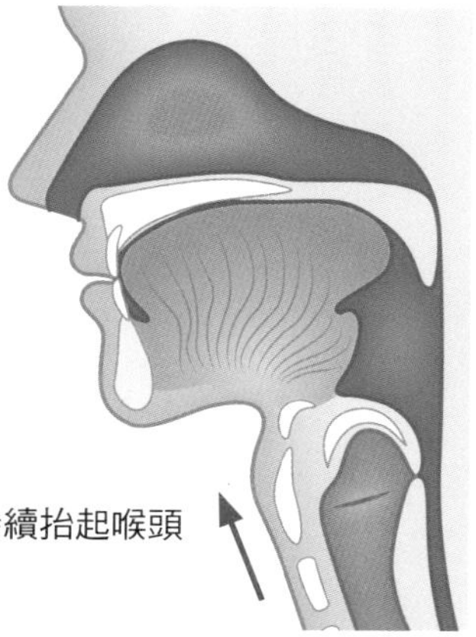

訓練⑤

大力吐氣

最後，大力吐出空氣。為了確實吞嚥，確實呼吸也很重要。就算不小心誤吸了，只要能確實吐氣，就能防止肺炎或窒息。訓練時的呼吸法，無論採用胸式、腹式都無所謂。不過，請有意識地選用其中一種呼吸方式。（關於呼吸法，請參照74至75頁）

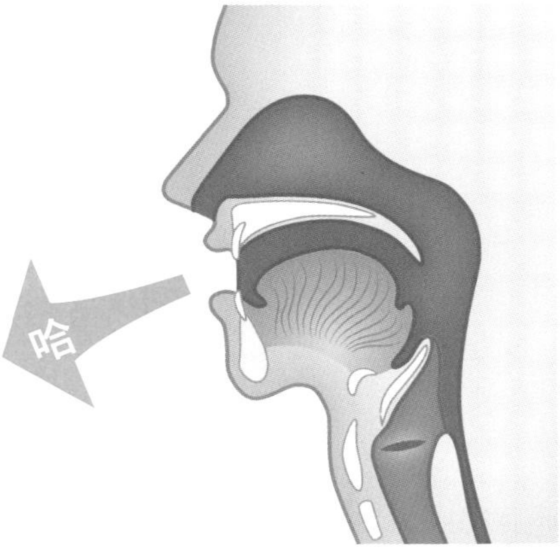

張開嘴巴大力吐氣

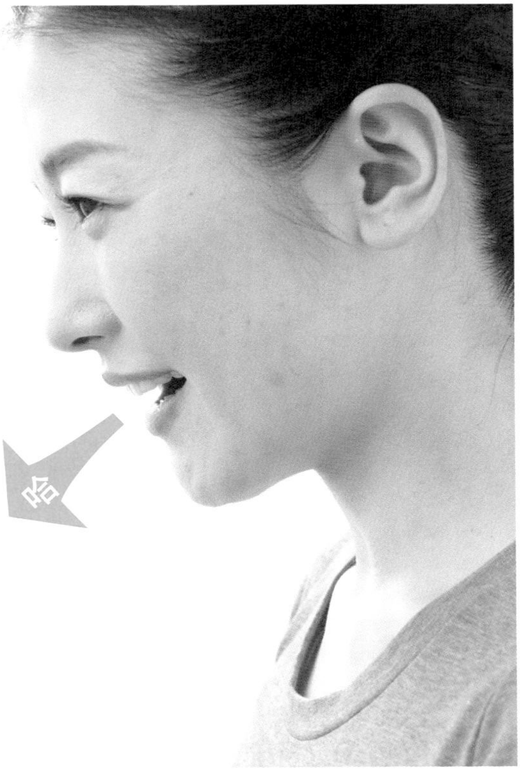

- 吞嚥完畢後，試著大口呼氣。有時自以為已經確實吞嚥了，但液體卻還殘留在喉嚨裡。

這種時候，一旦喉頭降下，液體就會馬上流進氣管。

在吞嚥之後吐氣，液體就不會進入氣管，也就不容易嗆到或咳嗽了。

總整理

這個訓練是要鍛鍊抬起喉頭與維持舌頭形狀的能力。吞嚥力尚未大幅衰退的人，一天只要做二到三次即可，一次的訓練時間約三十秒左右。

在這個訓練中會嗆到的人，就算不運用飲料，只用意象訓練的方式進行同樣的動作，也能充分達到訓練效果。

❶ 用吸管吸起飲料

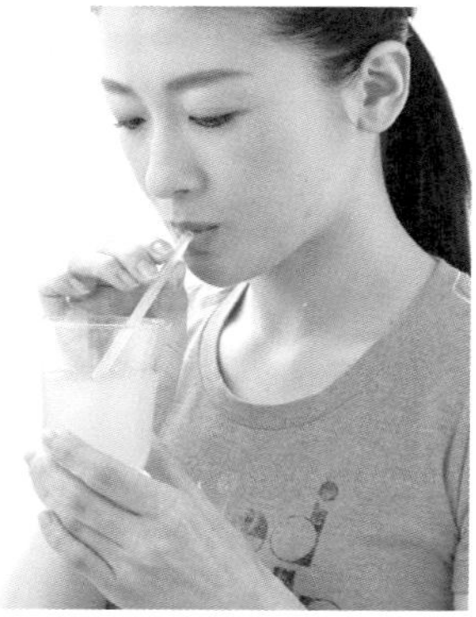

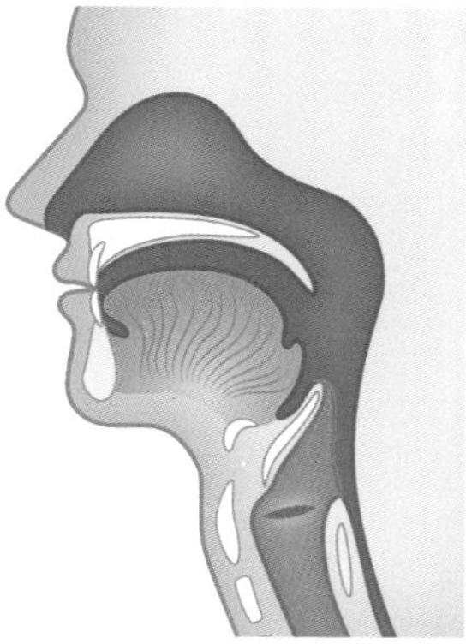

• 強化吸的能力。吸取較為濃稠的飲料，或是用較粗的吸管時，訓練強度就會加重。若沒有吸管，用杯子喝也無妨。

❷ 把飲料暫時含在嘴裡

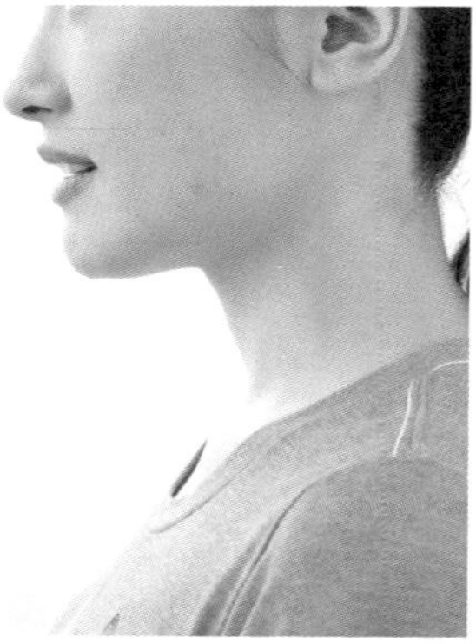

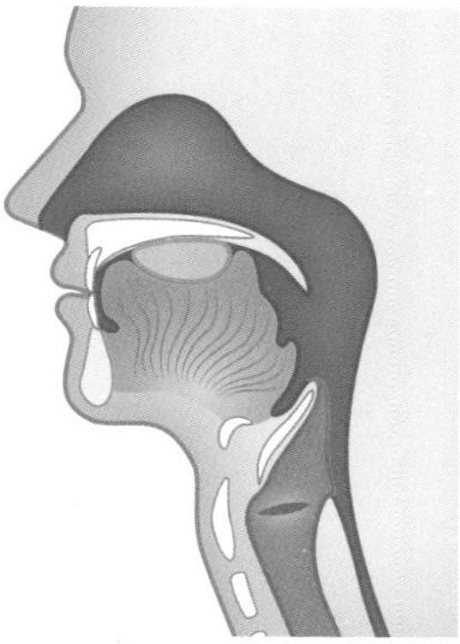

• 把液體含在舌頭與硬顎之間十秒鐘。請想像用舌頭和硬顎做出一個杯子的感覺。這個訓練要鍛鍊的是維持舌頭形狀的能力。

●若無法維持抬起喉頭，請參照54至55頁、84至91頁加以訓練。

吞嚥訓練❶

運用飲料的訓練

❸ 確實嚥下液體

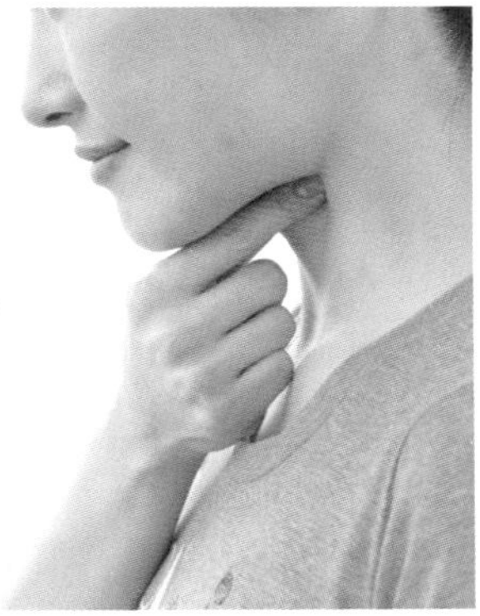

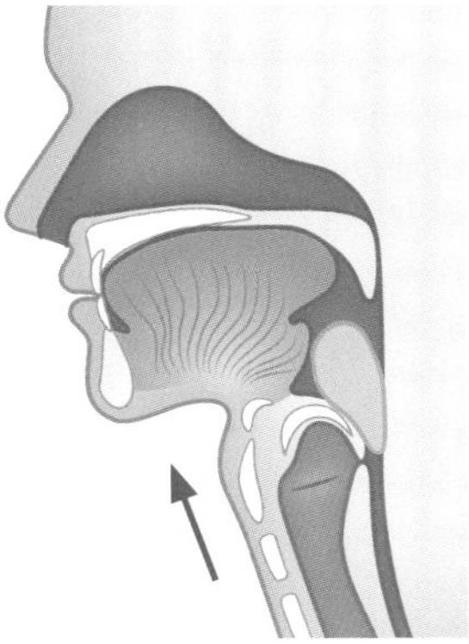

• 收下巴、咬緊牙齒，確實抬起喉頭。請有意識地進行吞嚥的動作。

❹ 維持喉頭抬起的狀態

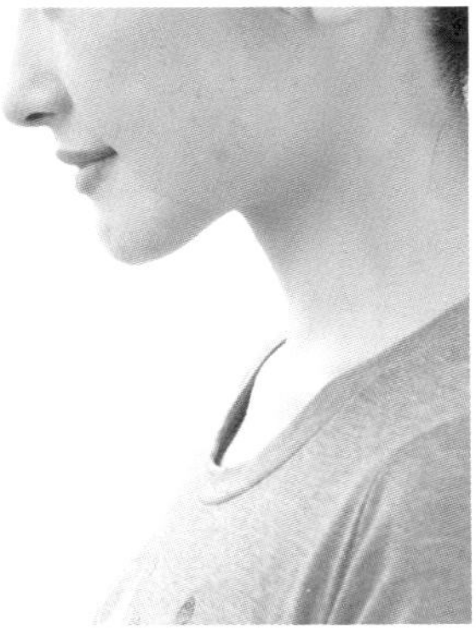

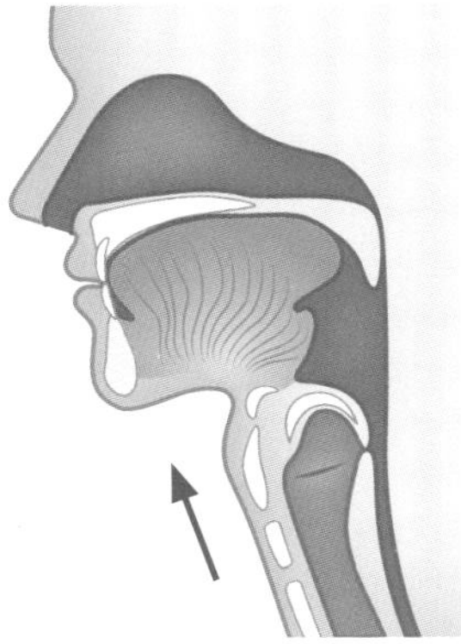

• 這個訓練要鍛鍊的是抬起喉頭的能力。維持抬起喉頭十秒鐘，就算做不到，也請有意識地確實抬起喉頭。

❺ 大力吐氣

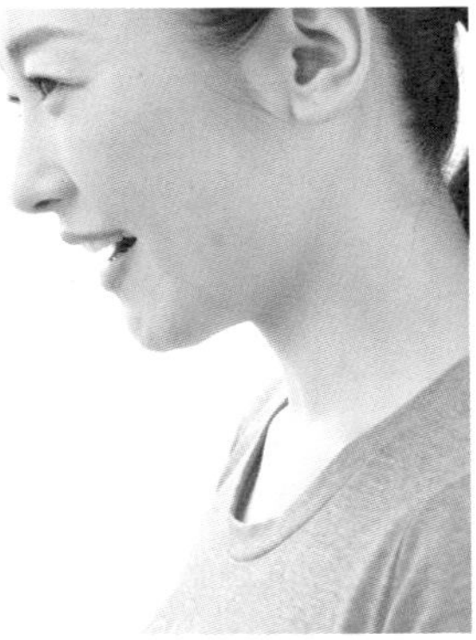

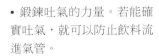

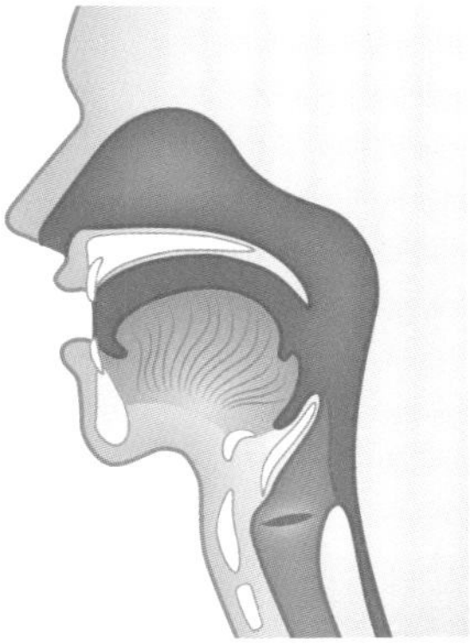

• 鍛鍊吐氣的力量。若能確實吐氣，就可以防止飲料流進氣管。

吞嚥訓練②

運用湯匙的訓練

這項訓練特別推薦給在自我檢查中，喉嚨感覺變得遲鈍與舌頭活動力衰退的人。

訓練①

磨練喉嚨與舌頭感覺的訓練

這項訓練特別推薦給在自我檢查中，想要提升喉嚨感覺與咽反射變差的人。

用冰過的湯匙輕輕碰觸軟顎與舌頭

- 用冰水冰過的湯匙碰觸軟顎（參照下圖）與舌頭。冰的東西能刺激黏膜、強化舌頭和喉嚨的感覺。

也請確認當用湯匙用力碰觸軟顎時，是否會引發咽反射。若沒有產生咽反射，請想像一下發生時的感覺。

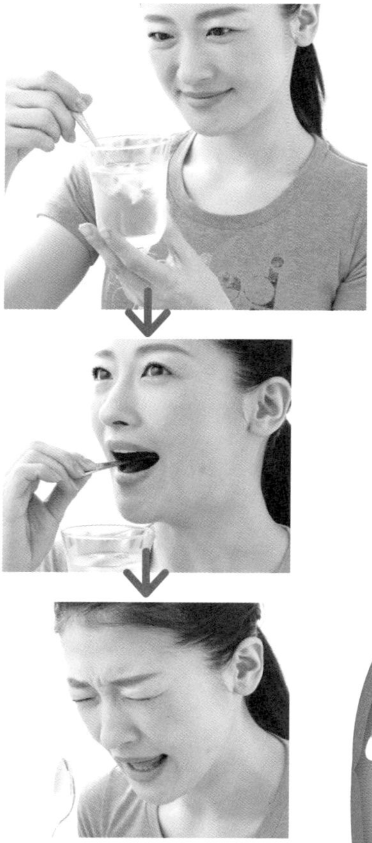

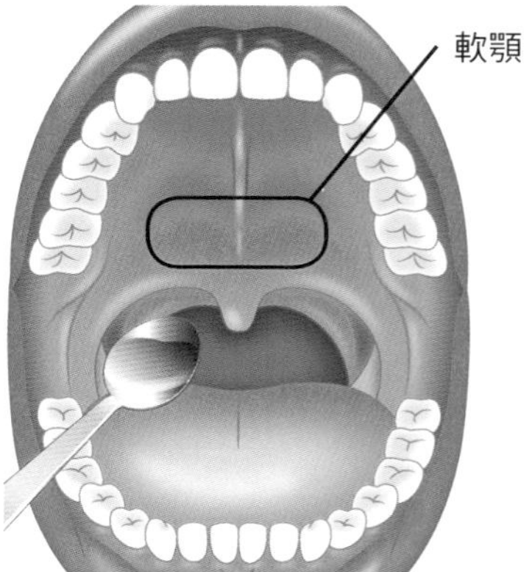

目標

請用小湯匙輕觸軟顎與舌頭。試著去感受湯匙的冰涼，與碰到湯匙時的感覺。

訓練②

提高舌頭活動能力的訓練

這項訓練特別推薦給自我檢查中無法靈活活動舌頭的人。

1. 用湯匙背面按壓舌頭的正面與側面

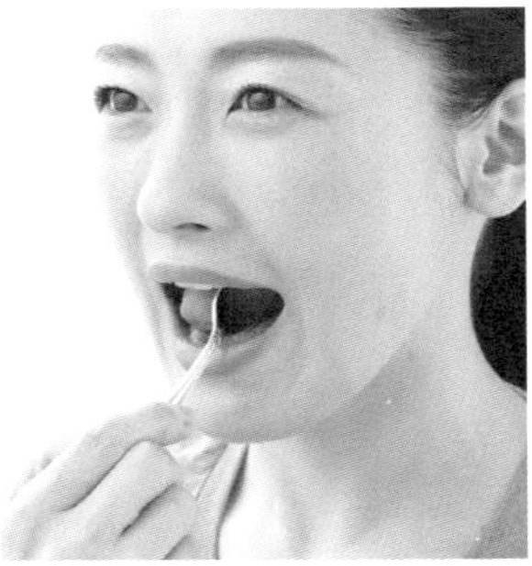

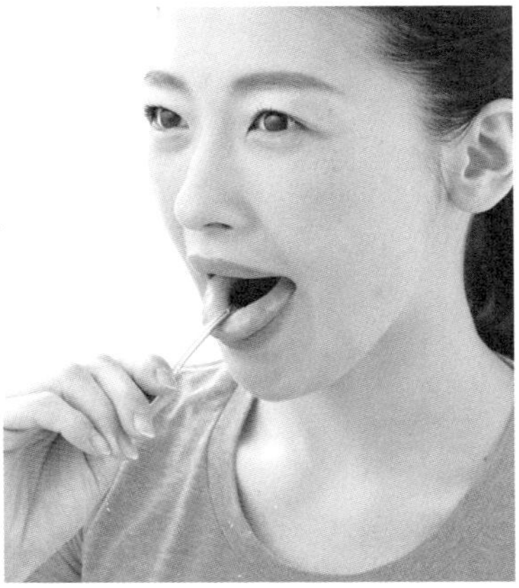

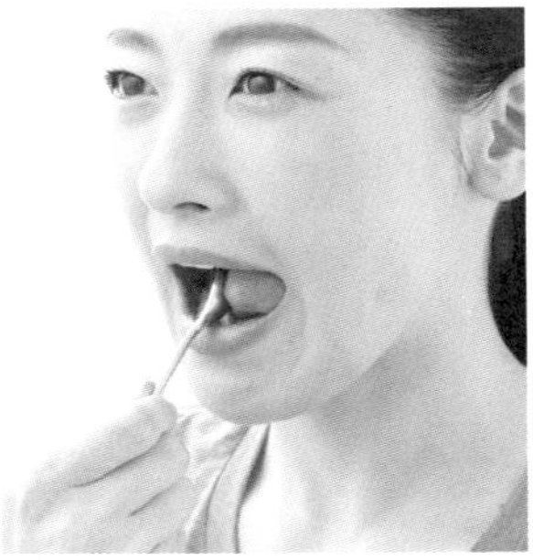

- 用湯匙的背面按壓舌頭正面與側面，然後用舌頭把湯匙頂回去。光是前後左右活動舌頭，對舌頭的訓練強度並不夠。活動舌頭時，要就像在推抵湯匙的背面一般。

舌頭的訓練請參照92至95頁

2. 用舌頭填滿湯匙的凹面

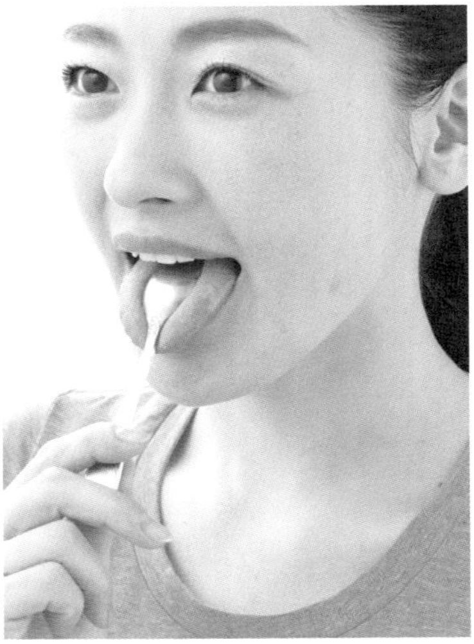

- 用舌頭填滿湯匙的凹面。請以湯匙的凹面，從各種角度來觸碰舌頭。調整舌頭的形狀以填滿湯匙凹面，藉此讓舌頭靈活活動。

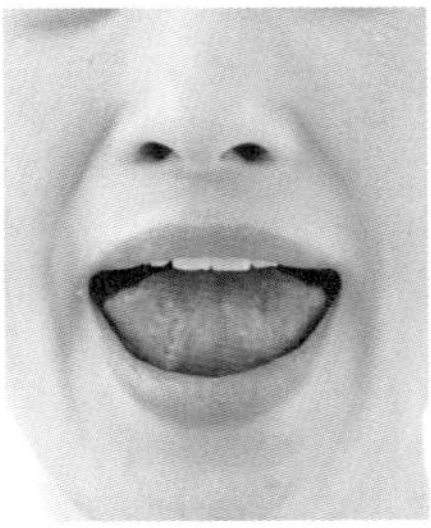

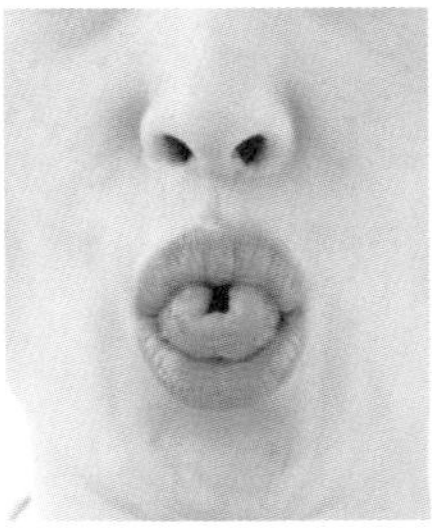

●自我檢查中的舌頭運動（42頁）也是一個不錯的訓練。

吞嚥訓練③

確實吞下食物，不讓它殘留在喉嚨裡的訓練

一旦吞嚥力衰退，用餐後食物便容易殘留在喉嚨（梨狀窩）裡。梨狀窩（Pyriform Sinus）是一個位於食道入口附近的凹陷。

為了不讓食物殘留在梨狀窩，首先要學會確實吞嚥的方法。臉朝正前方、咬緊牙齒、在吞嚥的瞬間收起下巴，如此就能確實吞嚥。

此外，當脖子以脊椎為軸心往左右旋轉時，梨狀窩就會打開。脖子往左轉時，右邊的梨狀窩會打開，脖子往右轉時，左邊的梨狀窩會打開。一邊把脖子往左右旋轉一邊吞嚥，食物就不容易殘留在喉嚨裡。

不妨在用餐的最後進行這項訓練，試著不要讓食物殘留在喉嚨裡。

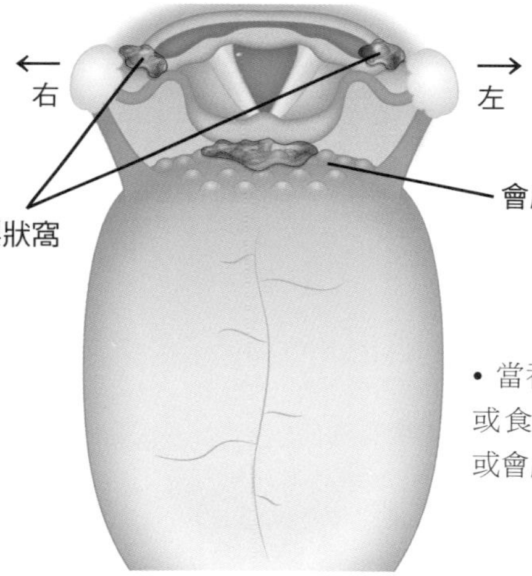

• 當吞嚥力衰退時，唾液或食物容易積在梨狀窩或會厭谷。

1. 在嘴巴裡，把食物整理成容易吞嚥的形狀

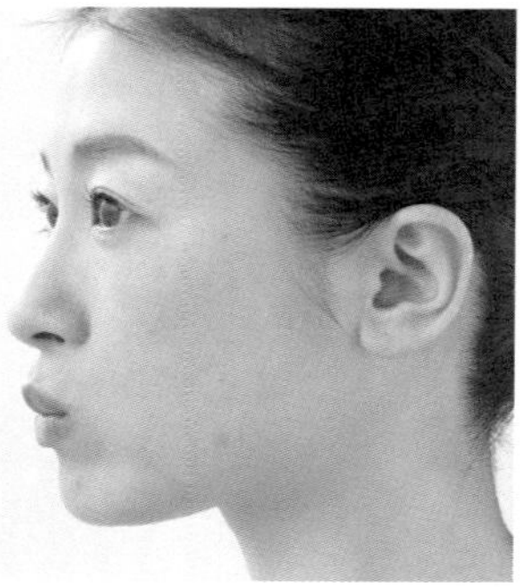

• 咬碎食物，以利吞嚥。有意識地感受食物的味道、溫度與觸感。

2. 確實嚥下食物

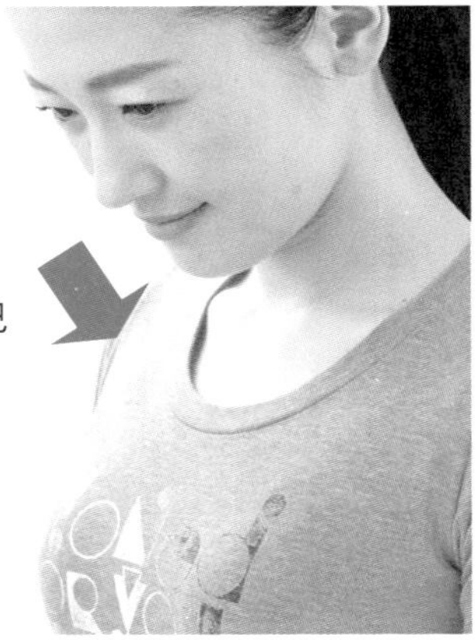

• 把注意力放在食物上，確實地吞嚥。

> 為了能確實吞嚥
> ①臉朝正前方
> ②牙齒確實咬合
> ③吞嚥的瞬間收起下巴

3. 稍微扭轉脖子之後吞嚥

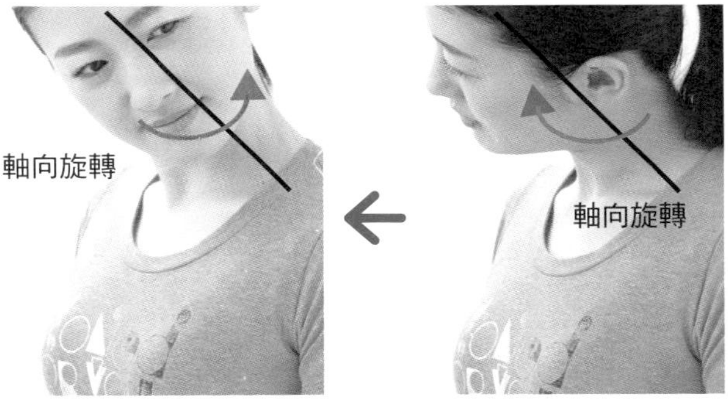

• 把頭往左右旋轉三十度後再吞嚥。頭往左轉時，請試著感受食物通過喉嚨的右側（頭往右轉時，試著感受喉嚨的左側）。

吞嚥時分別有意識地感受喉嚨的左右側。

吞嚥時確實咬合，吞嚥的瞬間請把下巴再收起來一點。

請一定要以脊椎為軸心旋轉脖子，不要把脖子彎向側邊。

4. 大力吐氣

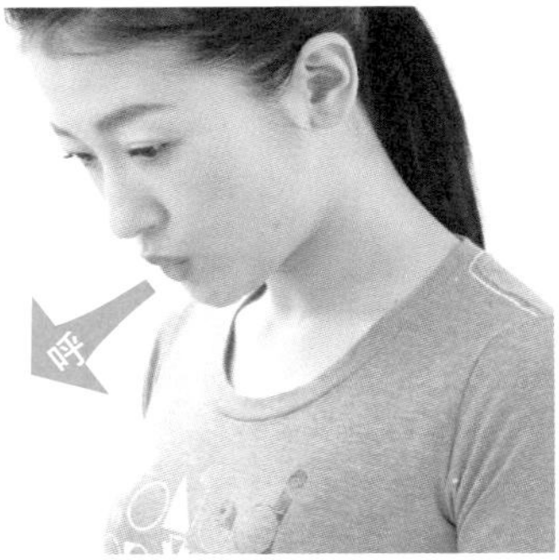

• 最後，用力從肚子把氣吐出來。

吞嚥體操

進食前的暖身操

吞嚥體操是進食前放鬆口腔和喉嚨肌肉的運動，同時也是為了吞嚥力大幅衰退的人所設計的訓練。吞嚥體操並沒有鍛鍊吞嚥動作本身，所以幾乎沒有改善吞嚥力的效果。

訓練①

發音的訓練

對於舌頭活動力衰退或發音不清楚的人來說，發音是一種很好的訓練方式。

我們輕輕活動舌頭可以改變發音，透過觀察自己不擅長發什麼樣的音，就能辨別舌頭的活動力是如何衰退的。

分別重複四次PA. TA. KA

PA・PA・PA・PA

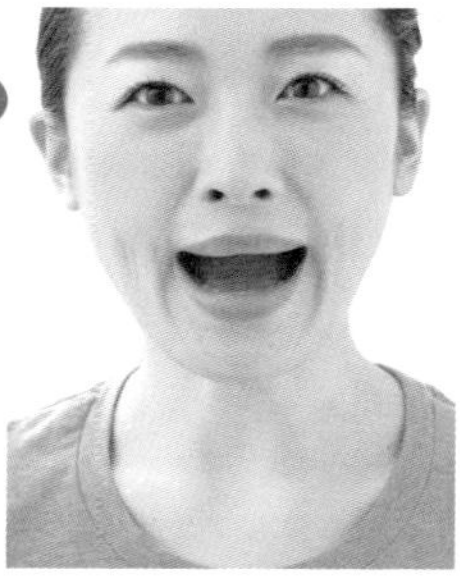

• 口唇音／發出PA・PA・PA・PA的聲音，訓練緊閉口唇的動作。

TA・TA・TA・TA

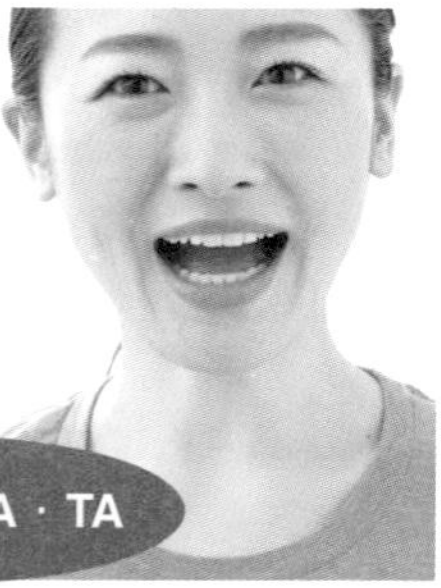

• 舌尖音／發出TA・TA・TA・TA的聲音，訓練把舌尖頂在上顎牙齒後方的動作。

KA・KA・KA・KA

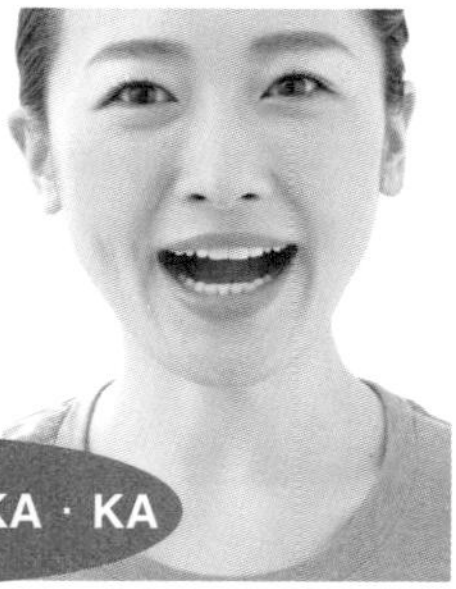

• 後舌音／發出KA・KA・KA・KA的聲音，訓練抬起舌頭後方的動作。

目標

每個動作各做四次為一組，請做二至三組。

訓練② 深呼吸

用深呼吸放鬆全身

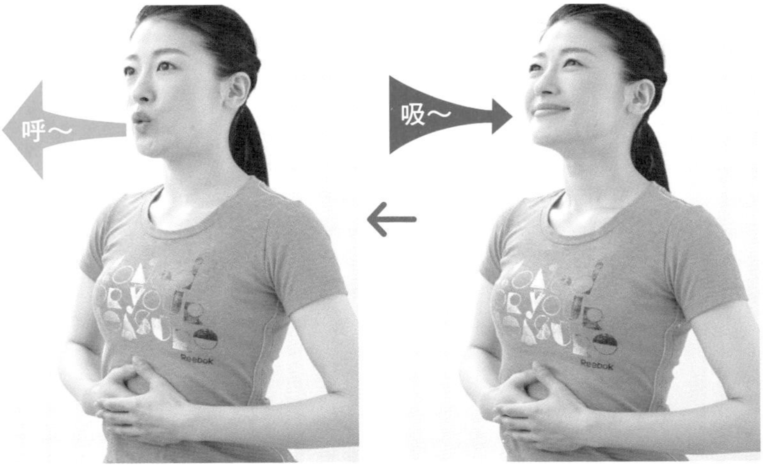

• 用腹部和胸部進行呼吸。放鬆全身，緩慢地深深呼吸。

目標
請分別進行腹式呼吸與胸式呼吸各二至三次。

訓練③ 把脖子緩緩往前後左右活動

緩緩紐轉脖子，鬆開僵硬的肩頸

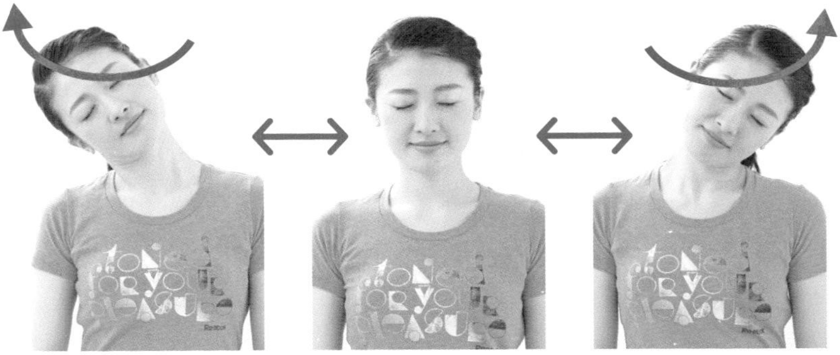

• 緩緩地扭轉脖子，伸展脖子的肌肉，讓喉嚨更容易活動。

目標
脖子分別往左、右各轉動一次，請緩緩做二至三組動作。

訓練④

肩部運動

收起肩膀，然後一口氣放鬆

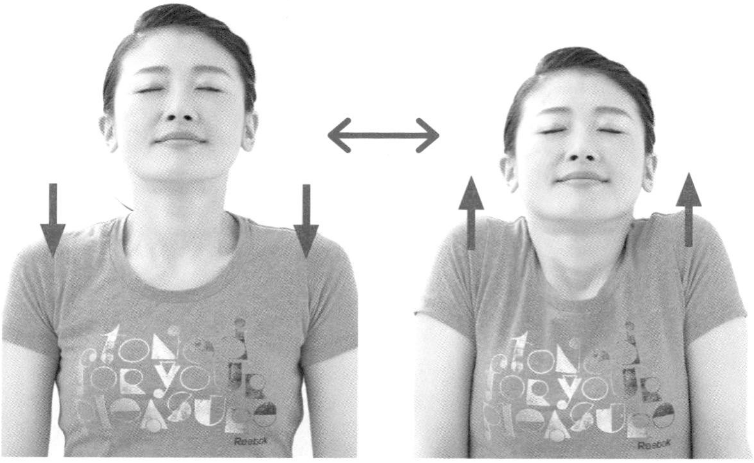

• 上下活動肩膀的體操，具有放鬆上半身的效果。

目標

請上下活動肩膀二至三次。

訓練⑤

伸展脊椎

把雙手向上方延伸，伸展脊柱

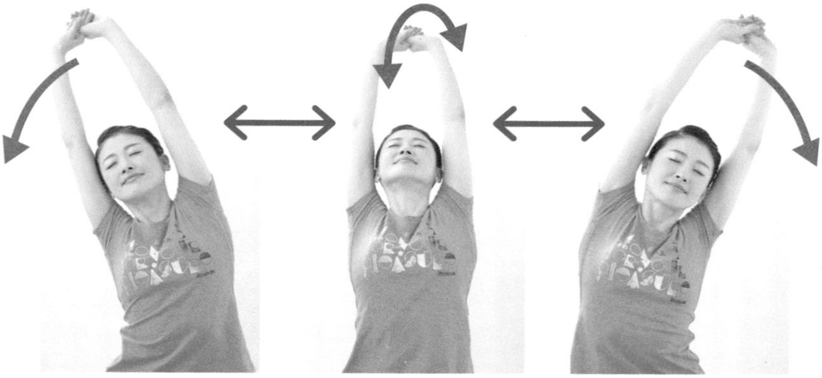

• 這是增加軀幹柔軟度的體操。可伸展背部與腹部的肌肉，放鬆身體。

目標

伸展脊椎，把身體向前後左右彎曲二至三次。

訓練⑥

臉頰運動

鼓起臉頰、放鬆臉頰

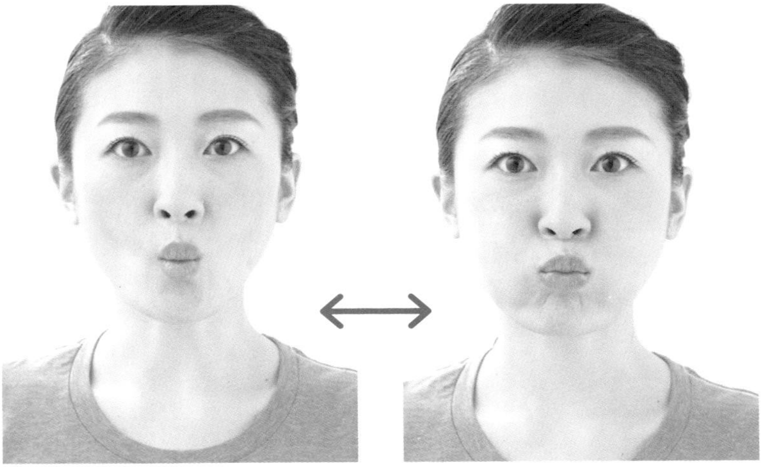

• 這是伸展嘴巴周圍肌肉的運動，讓嘴巴變得更容易活動。

目標

請交替鼓起臉頰、放鬆臉頰二至三次。

訓練⑦

舌頭運動

讓舌頭往前後左右活動

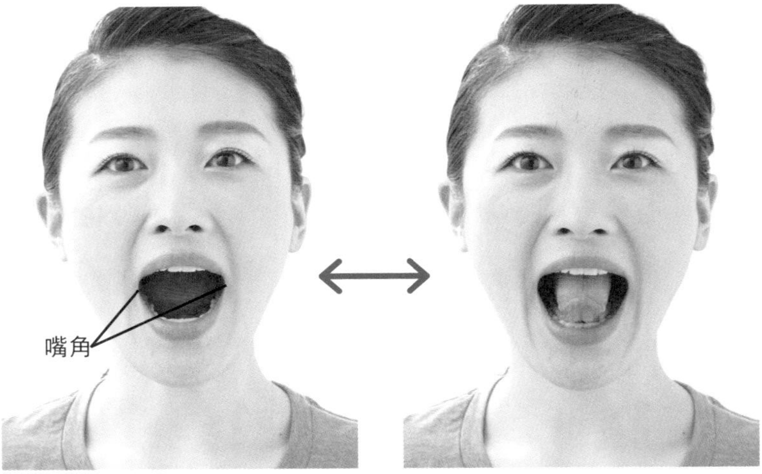

• 大幅度地活動舌頭。讓舌頭往前後活動，然後，再把舌頭往左右活動，讓舌頭碰觸到兩側的嘴角。

目標

請用力把舌頭往前後左右活動二至三次。

附加訓練❶ 端正姿勢的訓練

端正的姿勢對吞嚥來說非常重要。進食時，要採取能放鬆脖子的姿勢。脖子用力，就會不好吞嚥。

請試著讓脖子稍稍往後傾，如此脖子自然就會用力，在這樣的狀態下吞嚥，應該會相當痛苦。

用端正的姿勢進食，脖子的位置穩定，就會變得容易吞嚥。此外，由於胸腔是敞開的，呼吸時的換氣量自然也較多。

想要改善姿勢，平時就要注意姿勢是否正確。

當姿勢已經不良時，請不要勉強修正。因為當你愈使勁，脖子就會愈用力，就更不容易順暢吞嚥。

1. 正確坐姿的訓練

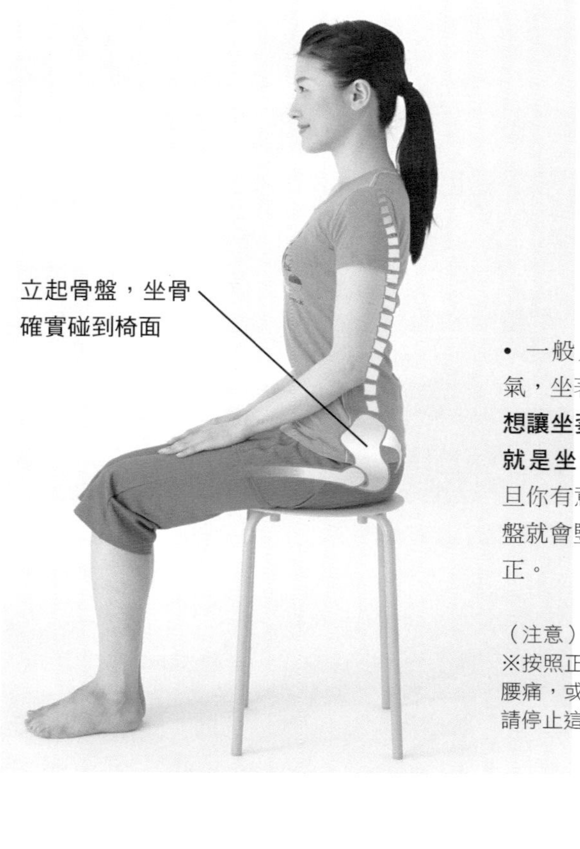

立起骨盤，坐骨確實碰到椅面

• 一般人背部與臀部比較沒有力氣，坐著時若不注意就容易駝背。**想讓坐姿端正，只要注意一點，那就是坐骨要確實碰觸到椅面。**一旦你有意識地讓坐骨碰觸椅面，骨盤就會豎直，姿勢自然就會變得端正。

（注意）
※按照正確坐姿訓練的方法坐下會出現腰痛，或無法自然維持這個姿勢的人，請停止這個動作。

2. 正確站姿的訓練

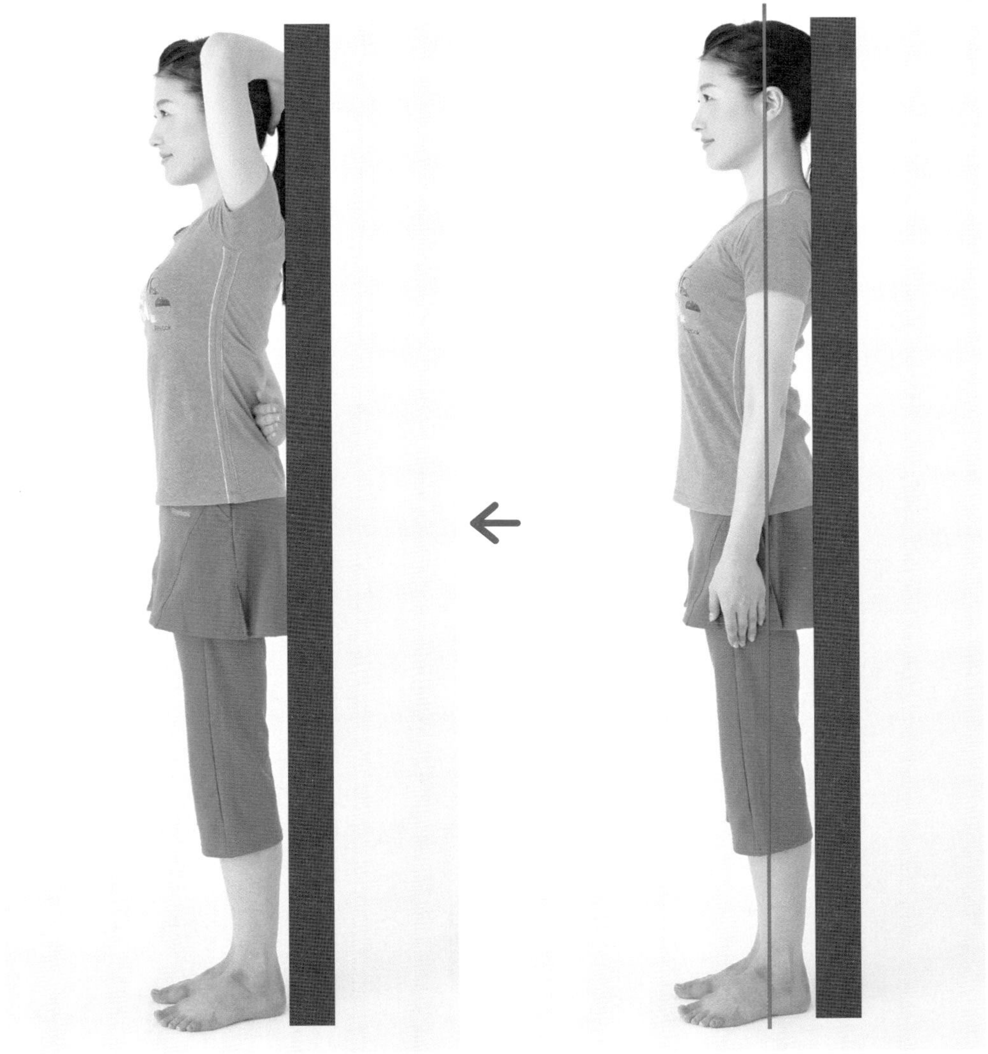

• 請想像有一個穩固的軸心從頭頂開始垂直貫穿身體。這樣腹部、背部、臀部就會用力，姿勢自然會變得端正。在訓練之前，請先像自我檢查時一樣靠牆站立（參照48頁），這是為了讓身體記住什麼樣的姿勢才是垂直的。當站姿正確時，光是這樣就能夠鍛鍊軀幹的肌肉，是非常有效的全身訓練。

目標

請每天做一次正確的坐姿與正確的站姿。

附加訓練❷ 呼吸訓練

和吞嚥一樣，大家很容易就會認為呼吸是理所當然就能做到的事。然而，隨著年齡增長，呼吸機能也同樣會日漸衰退，吞嚥與呼吸息息相關。大家可能沒有注意到，人類是配合著吞嚥的節奏在呼吸的。

①吞嚥之前，輕輕吸氣

②吞嚥的瞬間，停止呼吸

③吞下之後吐氣

吞嚥與呼吸的節奏要能相互配合，才能順暢吞嚥。若無法好好呼吸，吞嚥的節奏可能就會亂掉，異物跑進氣管的機率也會變高。而且，當異物誤入氣管或肺部時，也無法馬上吐出來。因此，當呼吸機能衰退時，就容易引發吸入性肺炎，或發生窒息，所以平時要勤做訓練，以確保能正確呼吸。呼吸分為胸式呼吸與腹式呼吸，兩者都很重要，必須都能掌握。

1. 胸式呼吸

透過擴大胸廓進行的呼吸法。所謂胸廓，指的是以肋骨為中心的籠狀骨骼。吸氣時胸廓會變大，吐氣時則會變窄。維持胸廓的柔軟度，能讓呼吸變得更輕鬆。進行胸式呼吸時，請注意要確實活動胸廓。

• 從鼻子吸進空氣，展開胸廓，把空氣吸進肺部。儘可能地收縮胸廓，從嘴巴大口吐氣。

目標

每天慢慢地做二至三次擴大、縮小胸廓的呼吸。

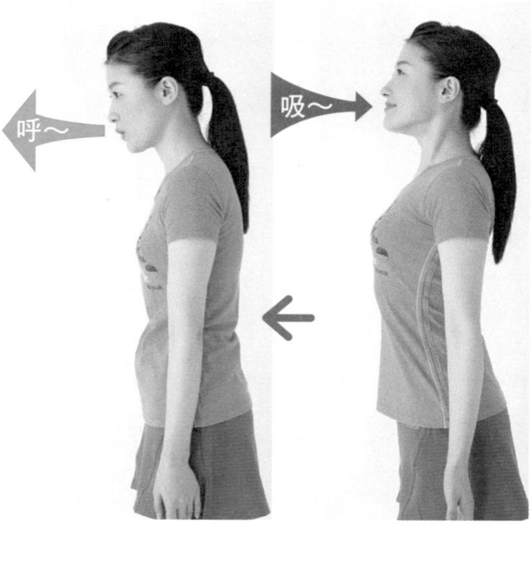

2. 腹式呼吸

透過上下活動橫膈膜進行的呼吸法。這雖然稱為腹式呼吸，但並非只運用腹部，很重要的一點是，要很有意識地運用到全身上下。透過運用全身讓腹壓升高，就能大幅活動橫膈膜。圖中介紹的方法，是為了運用上半身而壓著牆壁。若眼前沒有牆壁，請用上下活動肩膀等方式，一邊確實活動上半身，一邊進行腹式呼吸。

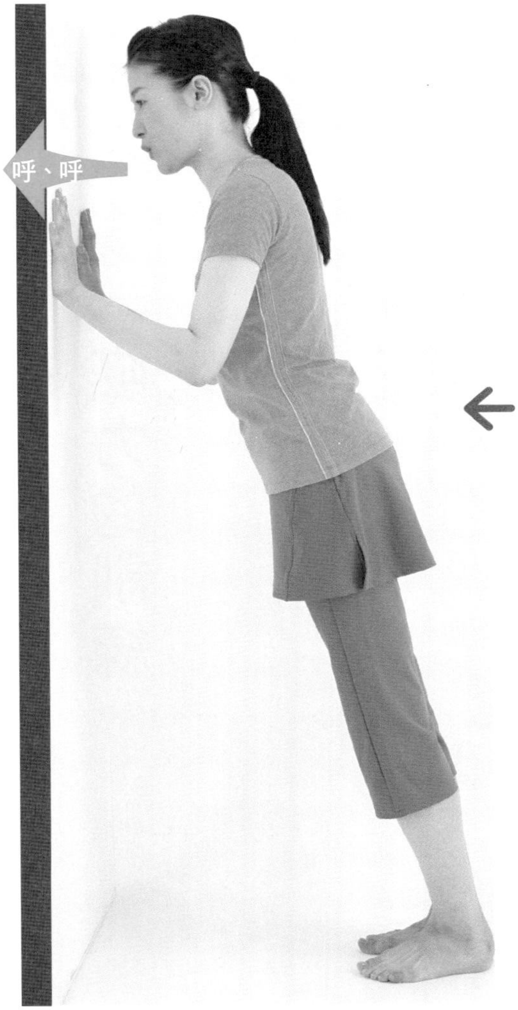

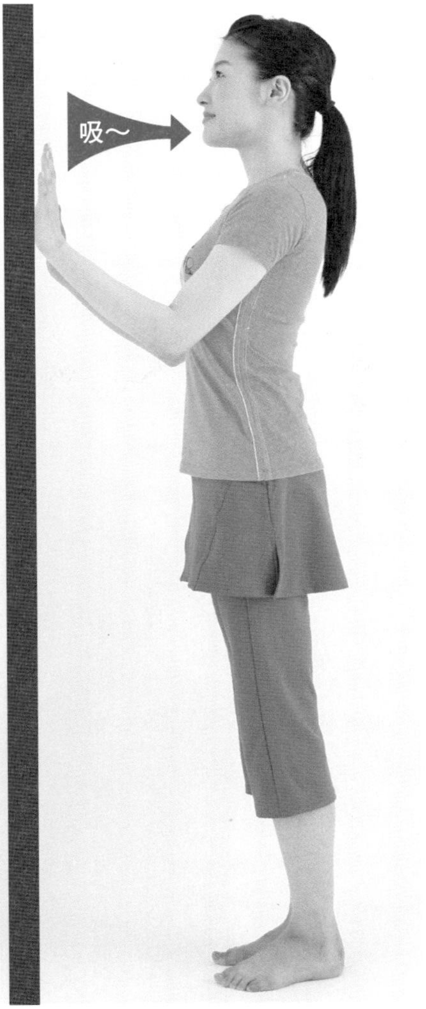

• 站在牆壁前，手臂彎曲九十度，手掌貼壁。從鼻子深深地把空氣吸進肚子裡。一邊壓著牆壁，配合節奏「呼、呼」地用力吐氣。①腹部用力，②吐氣，③手壓住牆壁，請有節奏地同時進行以上三個動作。

目標

壓牆呼吸以三次為一組，請做二至三組。

最忌諱勉強！請選擇符合自身吞嚥力的訓練

一點一點提升吞嚥力

進行吞嚥訓練時，很重要的一點是，訓練要適合自己。尤其，在抬起喉頭的訓練裡，請循序漸進，逐步提高訓練難度（參照84至91頁）。

吞嚥訓練絕不是要勉強地吞嚥。在指導患者進行訓練時，有時會發生患者一不小心努力過頭，結果飲料跑進氣管裡的狀況。

這種時候我都會對患者說：「不要勉強，請在能力範圍內做就好了。」進行吞嚥訓練時，一定要掌握好分寸，千萬不要努力過頭導致誤吸。

設定目標，每天鍛鍊吞嚥力

在吞嚥訓練裡，確實活動喉頭是一大重點。平常用餐時，我們每天都在抬起喉頭，所以，就算一開始無法順利抬起，只要反覆練習，一定能夠做到。

若什麼都不做，吞嚥力就會在不知不覺間日漸衰退。不妨把有意識地抬起喉頭、靈活活動舌頭的訓練，融入平日生活當中，以維持吞嚥力。

訓練時，請以能力極限的三分之二為基準進行。如果無法抬起喉頭，請以這個為標準，來進行訓練。

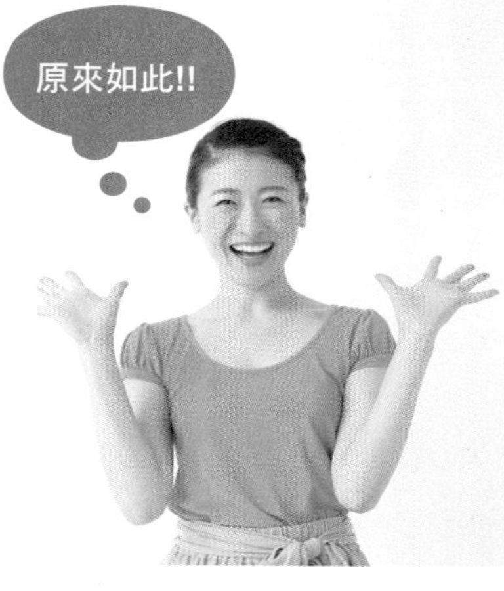

量身打造適合的訓練組合

訓練內容因吞嚥力而異，可以用自我檢查的分數作為規畫訓練內容的基準。

在自我檢查得到十分的人（49頁）……

在自我檢查拿到十分的人，目前的吞嚥力狀態良好無虞，因此無需運用吸管等道具，只要簡單做基本的吞嚥訓練就好。

請省略吞嚥訓練①中「用吸管吸飲料」的步驟。只要在喝東西的時候，順便進行訓練即可。請用舌頭與硬顎含住飲料十秒鐘，抬起喉頭十秒鐘。

做一次吞嚥訓練①，約需三十秒鐘。不在固定時間做也沒關係，最好每天都能做兩次，關鍵在持之以恆。

若還有餘力，不妨試著不收下巴、抬起喉頭，或是用舌頭和硬顎把液體完全密封住，這樣可以提高訓練的強度。即使現在吞嚥的動作能夠確實做到，若太過偷懶，吞嚥力還是會漸漸衰退。請定期進行49頁的自我檢查，確認自己的吞嚥力是否衰退。在身體變得衰弱之前，要盡量維持體力，平常就要多多注意呼吸、姿勢、全身的肌力等等。

訓練的具體範例

- 一天做兩次基本吞嚥訓練①（一天一分鐘）（56至63頁）。
- 定期進行基本吞嚥訓練③（66至67頁），用身體記住吞嚥的方法。
- 為了維持吞嚥力，不妨把訓練融入生活當中。

增加訓練強度的方法

①吞嚥時不收下巴
（喉頭的訓練）

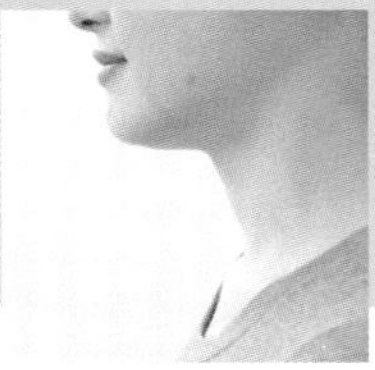

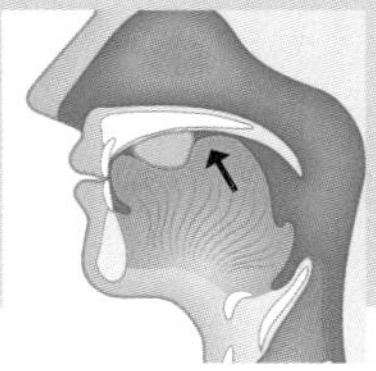

②用硬顎和舌頭把液體完全密封（舌頭的訓練）

在自我檢查得到八～九分的人……（49頁）

在自我檢查得到八～九分的人，不妨把訓練的重點放在已經衰退的動作上。

如果必須很用力才能活動喉頭，就從進食時持續觸摸喉嚨開始。若喉頭無法在抬起的狀態下靜止不動，請在收起下巴的狀態下吞嚥，強化抬起喉頭的能力。若能每天持續訓練，一定能夠做到在抬起喉頭的狀態下靜止不動。

如果舌頭的活動力衰退了，不妨多練習42頁的自我檢查動作。用湯匙來幫助做動作，也是不錯的方法。

若是無法長時間持續發聲，可以再加上呼吸訓練。特別是能夠增加呼氣量的腹式呼吸練習（75頁）尤其有效。

若姿勢不良，平時就要有意識地在脊柱拉出一條軸心。因為姿勢較難馬上恢復，不妨靠著伸展和提升肌力等一步一腳印的努力，慢慢改善。

具體訓練範例

- 一天進行三次（一天一分鐘）基本吞嚥訓練①（56至63頁）。
- 重點是要鍛鍊已經衰退的動作。
- 喉頭無法正常抬起時（參照84至91頁）。
  先掌握喉頭能夠活動的程度，練到能夠抬起並靜止不動。
- 舌頭無法靈活活動時。
  練習自我檢查中所介紹的舌頭運動（42頁）。
  進行基本吞嚥訓練②（一天一分鐘）（64至65頁）。
- 呼吸 進行發聲檢查時，若發現無法長時間持續，可進行呼吸訓練（74至75頁）。

在自我檢查（49頁）得到五～七分的人……

除了吞嚥力，全身的機能也開始衰退。可以做本書介紹的所有訓練來改善吞嚥力，並搭配全身肌力訓練。

進入這個階段之後，有愈來愈多人是明明能夠正常進食，卻不明白如何按意志抬起喉頭。讓我們從84頁開始循序漸進地練習，慢慢地讓喉頭可以活動。只要持續練習，一定能夠再度有意識地活動喉頭。

進行吞嚥訓練①時，為了避免嗆到，需要一些巧思。若想減輕訓練的強度，可以這麼做。

①不用一般液體，改用較為濃稠的液體進行訓練。

②不用液體，只進行空吞嚥（只是，喝液體會比較容易引發吞嚥反射，也比較容易抬起喉頭）。

具體訓練範例

- 一天進行三次基本吞嚥訓練①、②、③（一天之內，三種各做一分鐘）（56至67頁）。
  若嗆到，就把訓練的強度降低。
- 首先，以可以按意志活動喉頭為目標（84至91頁）。
  一點一點地循序漸進，讓喉頭能夠確實活動。
- 把鍛鍊舌頭的吞嚥訓練，與前後左右活動舌頭的運動（71頁）搭配進行。
- 基本吞嚥訓練③在用餐的最後再進行（66至67頁）。
- 進行呼吸訓練（74至75頁）。

基本吞嚥訓練①減輕強度的方法

①使用濃稠的液體

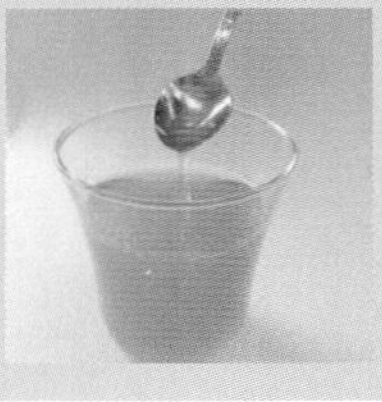

②口中不含飲料，僅進行空吞嚥

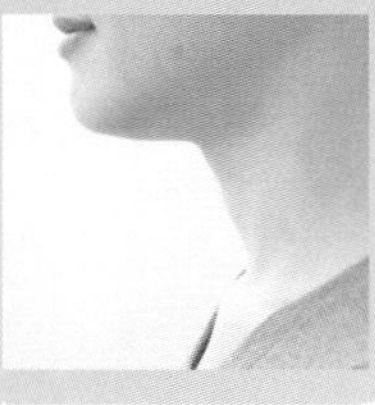

在自我檢查（49頁）得到○～四分的人……

不只是吞嚥力，全身的機能也退化得相當嚴重。因此，除了改善吞嚥力，還必須均衡地鍛鍊全身上下。

無法確實進行吞嚥訓練時，不妨搭配訓練強度較低的吞嚥體操一起進行。此外，也要進行復健以強化肌力、鍛鍊身體。

到了這個階段，喉頭的活動力也衰退到了一定的程度，不太能按意志抬起喉頭。請從84頁開始循序漸進地練習，慢慢讓喉頭能夠再度自由活動。

首先，進食時，要不斷確認喉頭是否有確實活動。

運用一些巧思，讓進行吞嚥訓練①時不至於嗆到。為了不在吞嚥時嗆到，請設法減輕訓練強度（79頁）。

舌頭訓練方面，以前後左右活動舌頭的運動（71頁）為主，再加上基本訓練的吞嚥訓練②一起進行。

具體訓練範例

- 一天進行三次基本吞嚥訓練①、②、③（在一天內，三種各做一分鐘）。若會嗆到，就把訓練的強度降低（56至67頁）。
- 首先以能按意志活動喉頭為目標（84至91頁）。
- 以前後左右活動舌頭的運動（71頁）為主，搭配基本吞嚥訓練②（64至65頁）一起進行。
- 在用餐前進行吞嚥體操。
- 基本吞嚥訓練③在用餐的最後再進行（66至67頁）。
- 進行呼吸訓練（74至75頁）。

第4章

提高吞嚥訓練效果的關鍵

吞嚥訓練的內容要依每個人的吞嚥能力有所區別

首先要掌握自己的吞嚥力

肌力訓練的內容會因為個人的體力而有所調整。若訓練的強度過高，會損害健康，但強度過低又無法強化體力。

吞嚥訓練也一樣，配合吞嚥能力調整訓練內容非常重要。抬起喉頭或改變舌頭形狀的動作，有時會無法馬上做到。此外，用液體進行訓練時，也可能造成誤吸。

因此，首先要能掌握自己的吞嚥能力。從簡單的方法開始循序漸進，確認可以活動自己的舌頭或喉頭到什麼程度。然後持續進行訓練，慢慢拓展能力的極限。

持續訓練一個月後，就一定能看到成果。若吞嚥力有所改善，就重新進行自我檢查，調整訓練的內容。

在這一章裡，首先會說明要以什麼樣的步驟活動喉頭和舌頭。此外，也會解說一些可以促進吞嚥的技巧。

所謂誤吸指的是異物跑進氣管

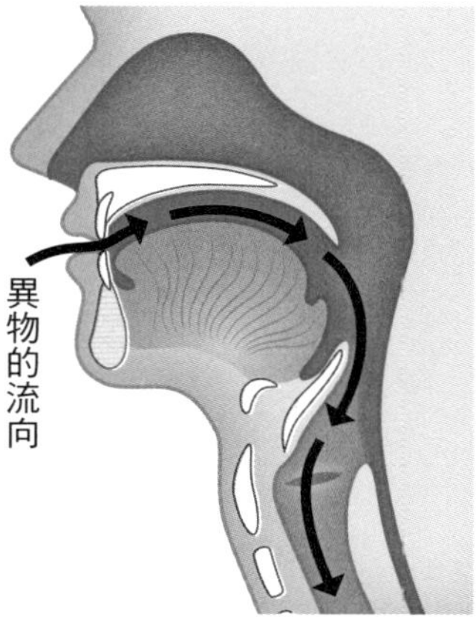

• 吞嚥訓練的強度以不造成誤吸為準。

鍛鍊時，把注意力放在吞嚥上

為了鍛鍊吞嚥力，首先，必須有意識地進行平時不知不覺進行的吞嚥動作。

平日用餐時，試著感受吞嚥的動作，就是吞嚥訓練的第一步。

進食時，若能有意識地活動自己的肌肉，自然就能理解訓練中要鍛鍊的部位。

此外，也要注意吞嚥時的感覺。透過察覺自己的感受，能讓自己的感覺變得更為敏銳。

①吞嚥時舌頭與喉頭如何活動？

如果能意識到喉頭與舌頭的存在並活動它們，就能用身體去理解該如何才能確實吞嚥。除了用大腦理解正確的吞嚥方法，還要能用身體理解，這才能真正有效地進行吞嚥訓練。

吞嚥所需要的動作有兩個。

抬起喉頭，把舌頭往後方擠壓，讓喉嚨中間的空間消失（84至91頁）。

確實改變舌頭的形狀（92至95頁）。

②關注口腔與喉嚨黏膜的感覺

進行訓練時，不妨試著關注口腔和喉嚨的感覺。但在口腔和喉嚨，要關注的點不太一樣。

讓食物停留在舌頭上時，要感知食物的溫度、軟硬、觸感。通過喉嚨的時候，則請試著察覺食物的份量和食物的動向。

訓練吞嚥時兩個重要的動作

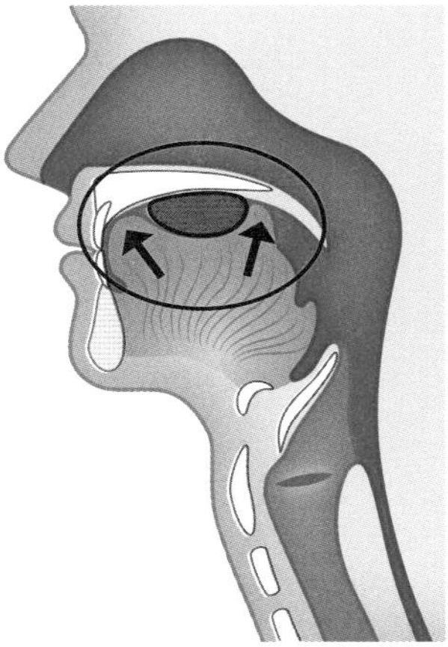

• 確實改變舌頭的形狀。

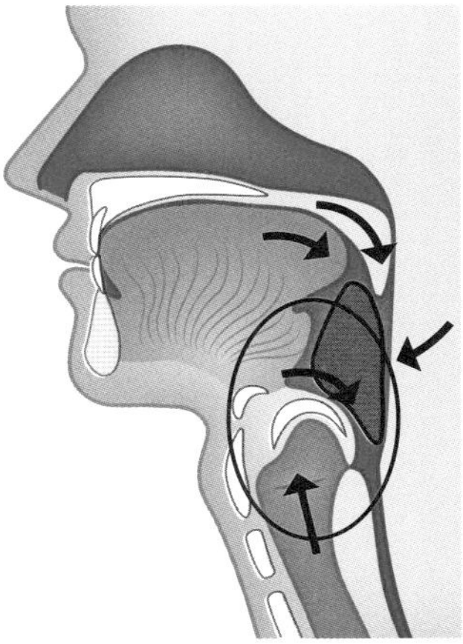

• 抬起喉頭，讓喉嚨的空間消失。

如果喉頭能活動自如，吞嚥力就會顯著改善

第一步就是要能按意志抬起喉頭

喉頭是可以靠自己的意志抬起來的，但是有很多人平時吃飯時明明都能吞嚥，沒有絲毫障礙，卻無法按意志抬起喉頭。

在41頁的自我檢查中，你能做到抬起喉頭嗎？

做不到的人，不妨把這個危機視為一個轉機。因為，只要能做到按意志活動喉頭，你的吞嚥力就會有顯著改善。一旦能夠按意志確實活動喉頭和舌頭，食物就不容易進入氣管，發生吸入性肺炎或窒息的風險也會降低。

學會抬起喉頭

抬起喉頭是一個需要各位實際去做，然後用身體記住的動作。

接下來會依序說明抬起喉頭的方法。

首先，要先用身體感受吞嚥時喉頭抬起的感覺。一開始，什麼都別想，只在吞嚥時持續觸摸脖子。持續觸摸一段時間後，自然就能慢慢明白喉嚨是怎麼活動的。

吞嚥時，活動的部分是喉頭。如果可以，不妨確認一下舌骨和甲狀軟骨的位置（第二章38至39頁）。如果對身體細部不太了解，不知道它們的位置也沒關係。重要的是，去感覺吞嚥時喉頭在動這件事。

讓喉頭活動自如的四個步驟

①去觸摸並感覺吞嚥時喉頭的活動
②能夠做到空吞嚥（87頁）
③能夠按意志活動喉頭（87頁）
④能夠抬起喉頭並靜止不動（88至89頁）

去觸摸並感覺吞嚥時喉頭的活動

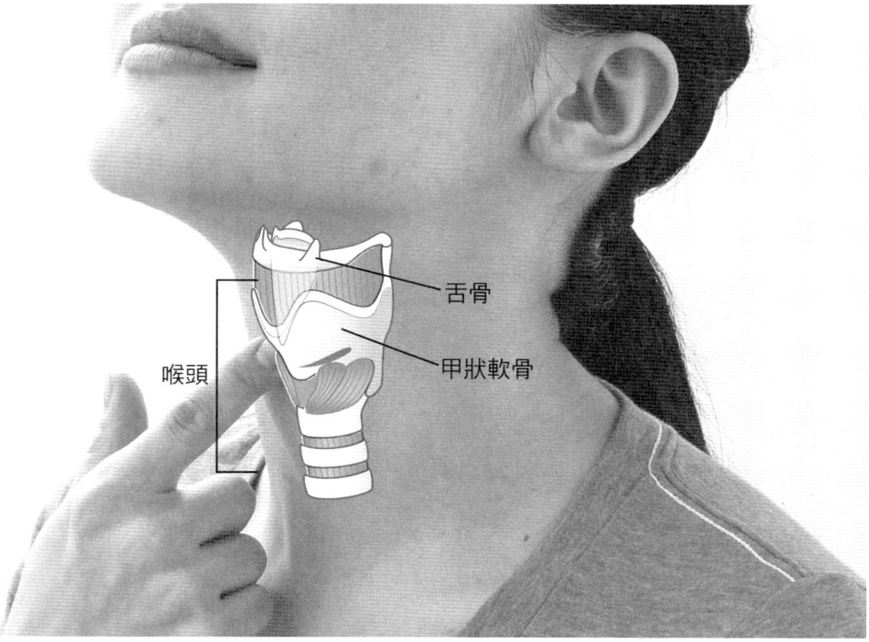

方法

①什麼都不想，用手指觸摸脖子
②隨意吞下任何東西
③感受脖子某部分（喉頭）的活動
　反覆進行這個動作

能夠按意志活動喉頭

如果吞嚥力太弱，一邊喝飲料，一邊抬起喉頭然後讓喉頭維持靜止不動，很容易就會嗆到。

如果會嗆到，就先從強度較低的空吞嚥開始練起。空吞嚥，指的是在喉嚨裡沒有食物的狀態下，想像喉嚨裡有食物，然後進行吞嚥的動作。

能做到空吞嚥之後，請開始練習抬起喉頭但不吞嚥的動作。

首先，必須能做到空吞嚥

若吞嚥力正常，任誰都能做到空吞嚥，但當吞嚥力衰退時，有時會連空吞嚥都做不到。這是因為當我們持續反射性地在進行吞嚥，往往在不知不覺中就會忘了按照個人意志吞嚥的方法。

如果可以正常進食，只要稍加練習，就能做到空吞嚥。

吞嚥力明顯衰退的人，空吞嚥就可以是最初的目標。與實際上喉嚨有食物時相比，空吞嚥時更不容易進行吞嚥。因為只有當喉嚨裡有食物時，才會引發吞嚥反射。

若按照這裡所介紹的方法，還是做不到空吞嚥，不妨先試著吞口水。

如果無論如何都覺得喉嚨裡沒東西就無法進行動作，可以試著喝少量的水。如果喝水會嗆到，用果凍或是布丁等稍微濃稠一點的食物也無妨。反覆吞嚥少量的東西，慢慢練習到即使喉嚨裡沒有東西也能吞嚥。

按意志活動喉頭的方法

步驟①

吞嚥東西時，用手摸脖子，用身體去感受哪個部分在動。

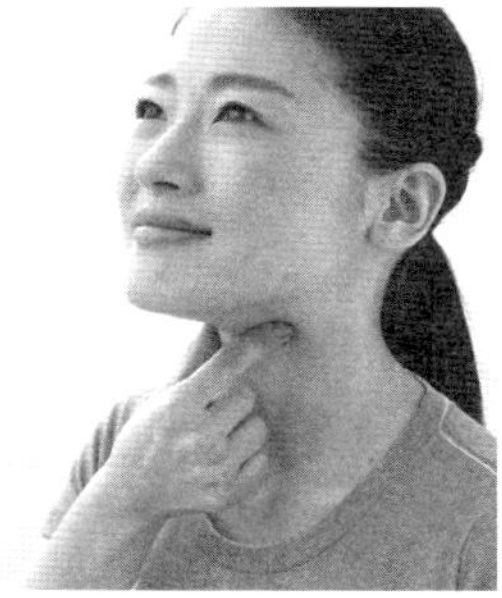

步驟②

吞嚥的同時，一邊確認是哪個地方在動。

在步驟①，可以預測到吞嚥時脖子的哪個部分會動。
吞嚥時會動的部分是喉頭（甲狀軟骨）。反覆吞嚥，試著摸索怎麼做喉頭才會動。
反覆做這個動作，久而久之就會明白可以怎麼樣活動喉頭。

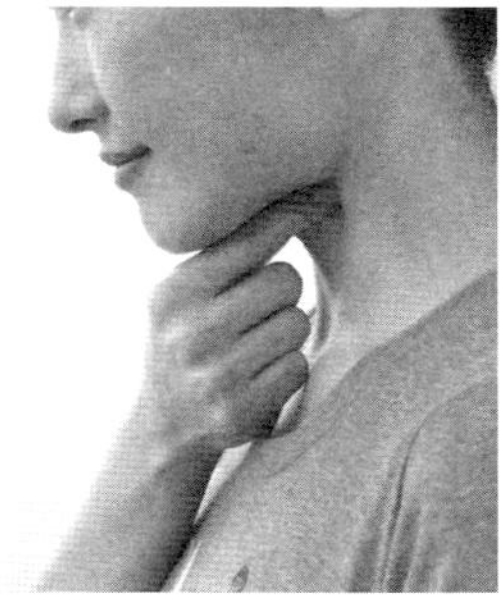

步驟③

做空吞嚥。

想像嘴巴裡有食物，一邊用手指觸摸甲狀軟骨，一邊試著吞嚥。
若喉嚨裡沒東西就無法吞嚥，不妨吞口水或喝少量的水。
若做不到，請回到步驟②。

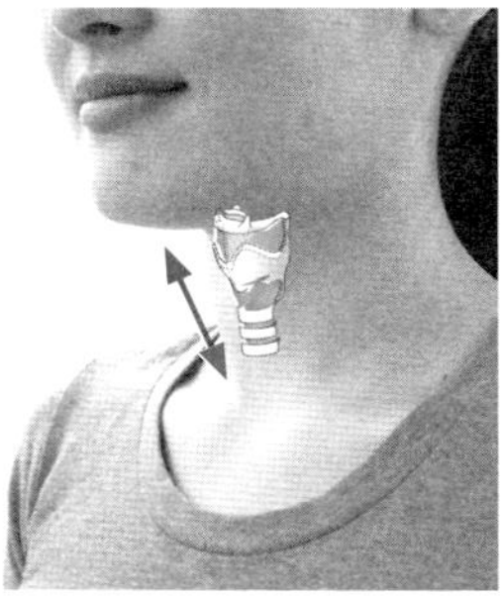

步驟④

按照自己的意志活動喉頭。

按照自己的意志活動喉頭。
不去想如何吞嚥，試著只把意識放在抬起喉頭這件事上。
請一邊確認甲狀軟骨的變化，一邊抬起喉頭。
若能抬起喉頭，試著把喉頭降回到平常的位置。
訣竅在於降低舌根。
若做不到，請回到步驟③。
手指唯一的功用是感覺喉頭的活動，並不是要用手指抬喉頭。

能夠抬起喉頭並靜止不動

能做到空吞嚥，也能按照自己的意志抬起喉頭之後，就要試著在抬起喉頭的狀態下，讓它靜止不動。比起吞嚥，這個動作能加強肌肉的負荷，進行更為強力的訓練。

喉頭從抬起到靜止不動之間的動作

在吞嚥瞬間，喉頭會大幅度升起。就算想讓抬起的喉頭靜止不動，也無法把喉頭停在吞嚥瞬間的高度上。

讓抬起的喉頭靜止不動時，喉頭通常會停留在比最高位置再稍微低一點的地方。

確認喉頭是否靜止不動

年歲漸高之後，喉頭升起的高度會變得比較低，有時就算用手指觸摸，也很難感覺到喉頭是否維持在升起的狀態。此外，即使想維持抬起喉頭，喉頭也可能不自覺地緩緩下降，所以就算用手指觸摸，也很難確認喉頭是否保持升起。

因此，不妨試著用兩種方法（參照左頁），來確認喉頭是否在抬起的狀態下靜止不動。

為了確認喉頭是否抬起並靜止不動，必須具備某種程度的解剖知識。若無法完全掌握舌骨或甲狀軟骨的位置也不要緊，請反覆進行空吞嚥，直到知道舌骨與甲狀軟骨間的隙縫在哪為止。知道之後，用手指輕觸這個隙縫，然後試著吞嚥。在喉頭確實升起時，就會摸不到這個隙縫（舌骨與甲狀軟骨間的隙縫請參見第二章38至39頁，第三章54至55頁）。

確認喉頭在抬起的狀態下是否已靜止不動的方法

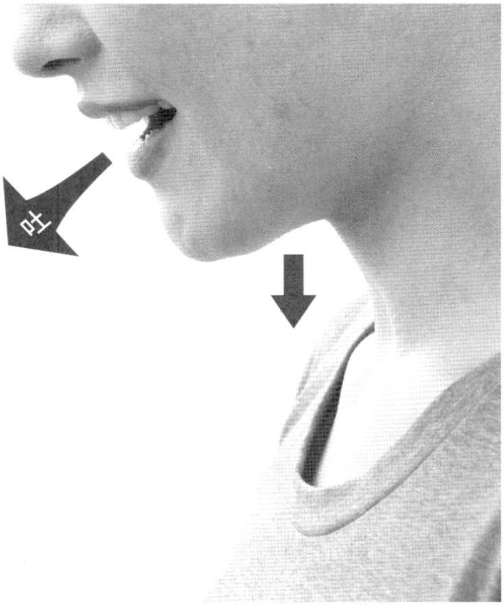

在自覺已經抬起喉頭的狀態下吐氣。

吐氣，然後用手指去感覺甲狀軟骨的位置是否下降了。

在呼吸的狀態下，甲狀軟骨是完全不會抬起的。

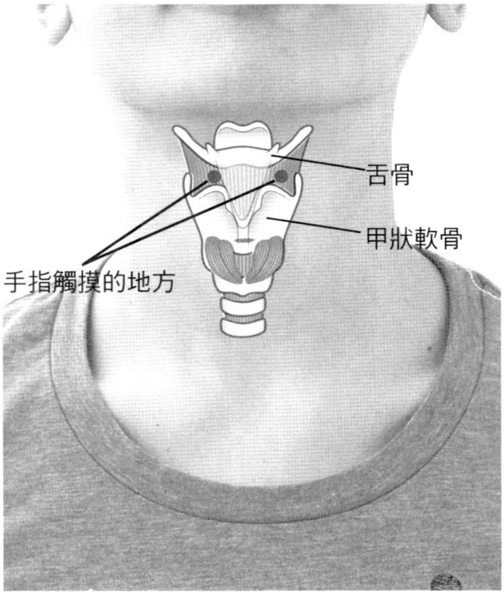

讓手指可以觸摸到舌骨與甲狀軟骨之間的隙縫。

在抬起喉頭的狀態下，喉頭是不會動的。為了確認喉頭是否已經抬起，要事先了解喉頭的形狀。

可以的話，請先了解舌骨與甲狀軟骨之間的縫隙在哪裡（38至39頁）。

做到能夠開始運用飲料訓練

比起空吞嚥，吞嚥液體更能在用餐時順便進行訓練，所以更容易融入日常生活當中。此外，由於喉嚨可以感覺到液體，所以也比較容易增強喉嚨的感覺，掌握吞嚥的時間點。

運用飲料練習時，請從常溫水開始

若能比空吞嚥更進一步，也就是已經能抬起喉頭並靜止不動，接下來就請試著在吞嚥液體時做相同的動作。

展開這個訓練之前，請先試著喝常溫水。因為常溫水無臭無味，是喉嚨最不容易辨識的液體。

此外，一般的水由於不含蛋白質等成分，就算少量誤吸，也不至於引發肺炎。

如果喝常溫水不會嗆到，用其他飲料來做訓練，幾乎也不會有什麼問題。

把吞嚥視為最優先事項

吞下液體後，若想在抬起喉頭的狀態下靜止不動，吞嚥力差的人可能就會嗆到。如果真的嗆到了，就是因為訓練強度太強。

這個時候，請用以下幾個方法（參照左頁）避免嗆到。

①掌握收下巴、吞嚥的時機。

②抬起喉頭後馬上大口吐氣，避免液體進入氣管。

③吞嚥較為濃稠的飲料。

④不要勉強維持抬起喉頭。

如果已經這樣做了但還是會嗆到，請務必回到不運用液體的訓練。

一旦吞嚥力衰退，往往無法一口氣吞下所有液體，就會有一部分殘留在喉嚨裡。若在這個狀態下維持抬起喉頭，當喉頭降下時，液體就會流進氣管。

在運用液體的訓練中，要把注意力集中在確實吞嚥液體，而非讓喉頭靜止不動。但在液體吞嚥完畢後，喉頭仍要維持抬起不動。

如何在運用飲料訓練的過程中不導致誤吸

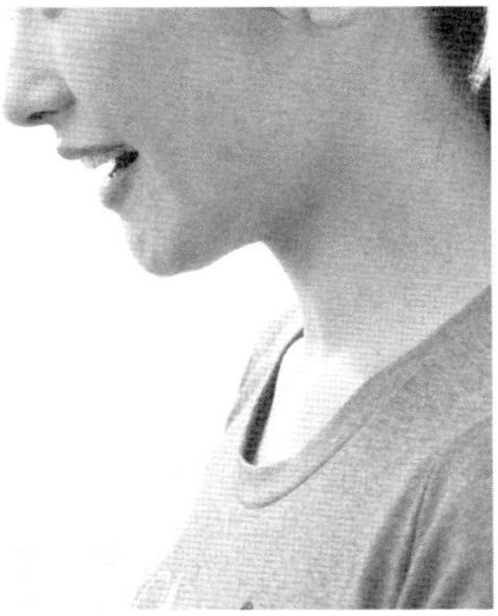
抬起喉頭後，馬上大口吐氣，避免液體進入氣管。

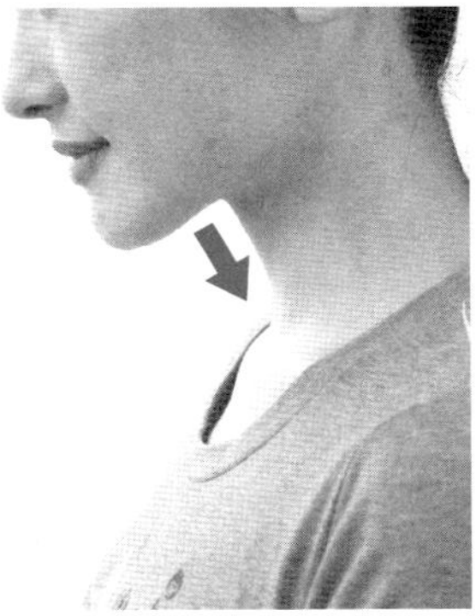
掌握收下巴、吞嚥的時機。

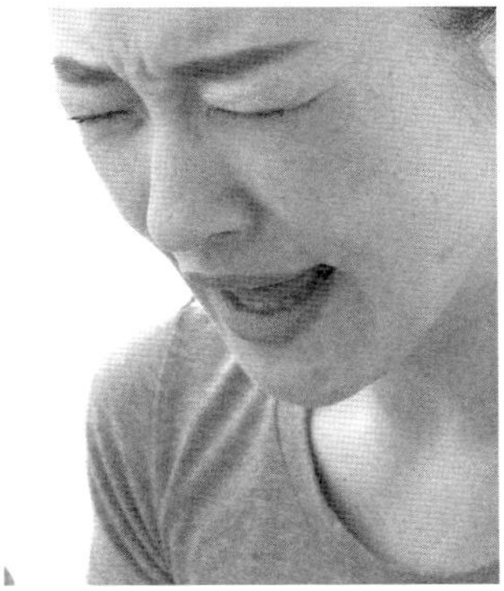
不要勉強維持抬起喉頭。

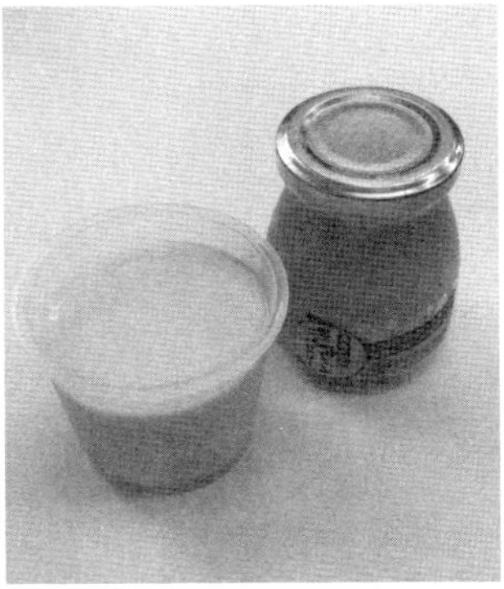
吞嚥較為濃稠的飲料。

了解進食時舌頭的機能，透過訓練防止機能退化

吞嚥時舌頭的功能

進食時，舌頭會發揮以下幾個重要功能：

①把食物調整成容易吞嚥的形狀

配合牙齒咀嚼食物的功能，舌頭會把食物調整得更容易吞嚥，同時，把散落在嘴巴裡的食物集中起來放在舌面上，準備進行吞嚥。

②把食物或飲料從口中送進喉嚨

若食物已經放在舌面上準備要吞嚥了，舌頭的正中央就會頂起。當舌頭正中央頂起時，會對硬顎與舌頭間的食物加壓，把食物送進喉嚨。

接著，配合著喉頭升起，舌頭會往後方移動，好讓喉嚨的空間消失。

進食時，這些動作是連續進行的。因此，吞嚥時，舌頭的動作看起來就像是舌頭表面在波動一般（左圖）。

吞嚥時，舌頭會一直持續這種細微的動作，但因舌頭是反射性地在動作，所以我們不會意識到。

吞嚥時舌頭形狀改變的重要性

舌頭的動作有兩種。

一種是往前後左右移動。藉由這個動作，可以除去口腔裡的殘渣。另一種則是改變形狀，這個動作可以發出聲音。

這兩個動作都很重要，但是，隨著年齡增長，舌頭的活動能力會日漸衰退。特別是當我們

無法順利改變舌頭的形狀時，吞嚥力就會明顯衰退。

當舌頭無法順利地改變形狀時，就無法把食物好好地放置在舌面上。若食物掉到舌頭底下，積在舌頭底下的食物就會較晚進入喉嚨，容易導致誤吸。

此外，當舌頭無法確實頂住硬顎時，食物就無法以適切的速度送進喉嚨。這會造成抬起喉頭的時間點失準。

因此，為了維持吞嚥力，除了要確實抬起喉頭，也必須能確實做到改變舌頭的形狀。

你舌頭自我檢查項目順利做到了嗎（42頁）？

若無法順利做到，就表示改變舌頭形狀的能力已經衰退。不妨用舌頭訓練來強化舌頭的機能。

吞嚥時舌頭的機能

為了在正確的時間點把食物送進喉嚨，
確實改變舌頭形狀非常重要。

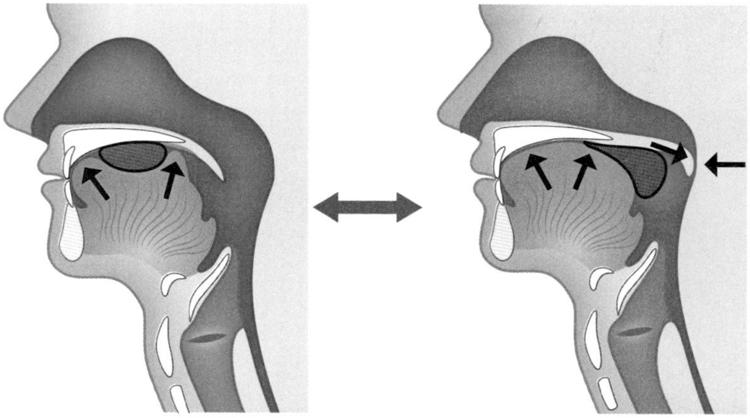

反覆交替進行這個動作。

讓舌頭呈碟子狀、U字型、捲起……，反覆練習不擅長的舌頭動作

舌頭有各式各樣的活動方式

舌頭的動作，主要包括可往前後左右活動並改變舌頭形狀。為了均衡地鍛鍊舌頭，訓練時兩種動作缺一不可。

活動舌頭的訓練

不妨利用42頁的自我檢查，了解自己哪一種動作做得比較差。讓舌頭呈碟子狀盛住水、彎曲成U字型、捲起舌尖……，做舌頭運動時，建議把重點放在自己做得不好的動作上。訓練時，很重要的一點是，要意識到每個動作是對應到舌頭的哪個部位。訓練時間短一點也沒關係，但不要漫無目的地活動舌頭，而是要對舌頭加強訓練到會有點累的程度。

舌頭往後方移動的動作，是在抬起喉頭時進行，並不包含在舌頭運動當中。

①要能大幅度地活動舌頭

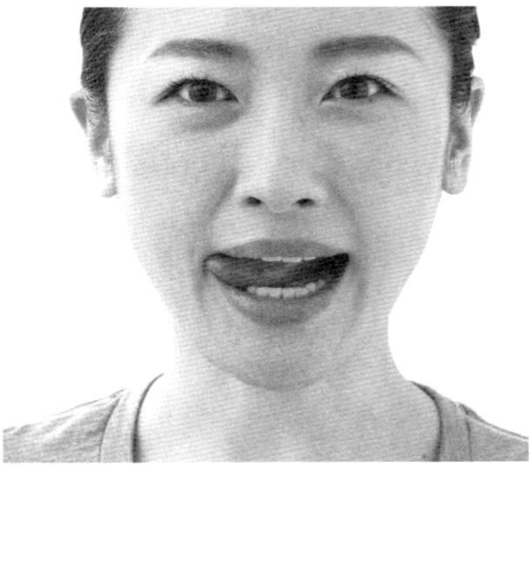

• 讓舌頭大幅度地往前後左右活動。

②要能確實改變舌頭的形狀

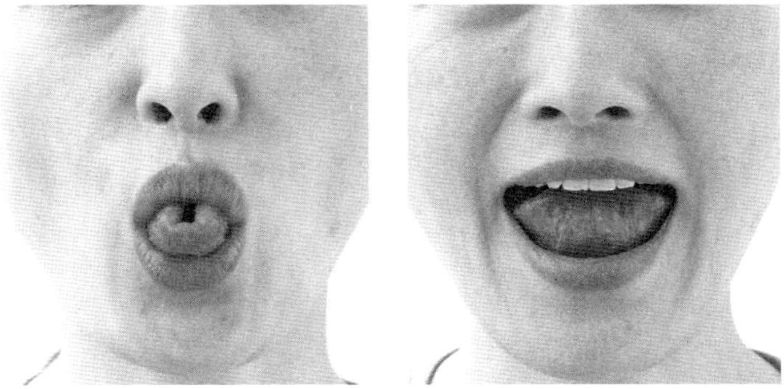

• 要能做到這兩個動作。

③加強訓練的方法

做到①和②的動作之後，可以試著加強訓練。

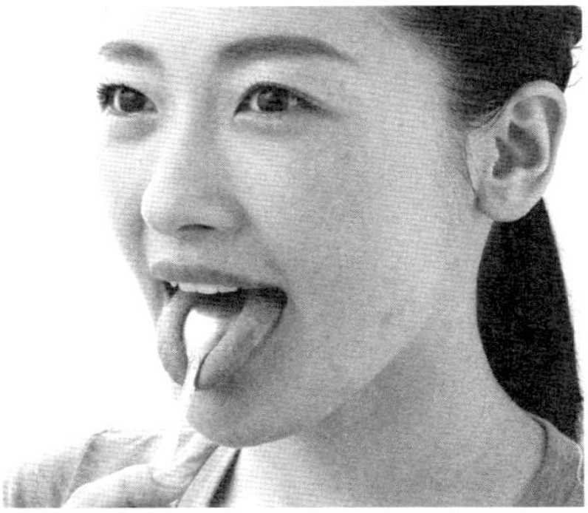

• 用湯匙增加負荷。

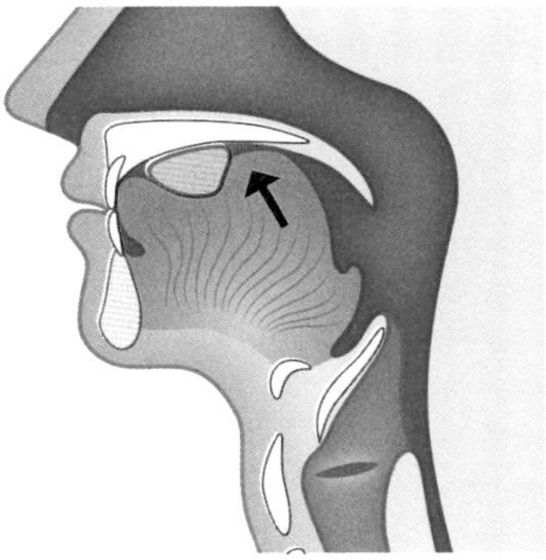

• 把舌頭從中央往後方頂起，試著用硬顎與舌頭把液體完全密封住。光是頂起舌頭中央這個動作本身，就可以對舌頭加強訓練。

建立訓練吞嚥的習慣

吞嚥訓練一天只要一分鐘

在自我檢查中，如果抬起喉頭和頂起舌頭的動作都沒有問題，那就努力維持目前的吞嚥力。在這種狀態下，請一天做兩次吞嚥訓練①（一分鐘）（56頁至63頁）。

抬起喉頭的時間維持不到十秒鐘、舌頭的動作也無法完全做到的人，不妨就以通過自我檢查為目標，追加鍛鍊機能衰退的部分。

讓人覺得麻煩的訓練往往無法持續。只要不誤吸，在喝東西或吃東西時就能順便進行吞嚥訓練，感覺比較輕鬆，較容易持之以恆，也可以提高訓練效果。

吞嚥力往往在不知不覺間衰退，定期且有意識地進行吞嚥動作，是防止吞嚥力衰退的唯一方法。

把吞嚥訓練融入日常生活中

透過長期持續進行吞嚥訓練，效果就能提升。就算短期密集地進行訓練，一旦無法持續，馬上就會打回原形。因此，請把訓練融入日常生活當中，讓訓練得以長期持續。

首先，請連續三個星期每天持續訓練。自己決定訓練時間，如早餐時、午餐後等，並且每天都做，就能比較輕鬆地持續下去。

一天花一分鐘就能做到的吞嚥訓練

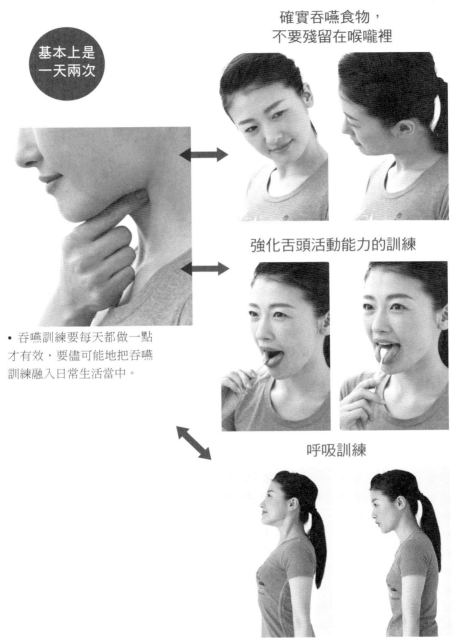

基本上是一天兩次

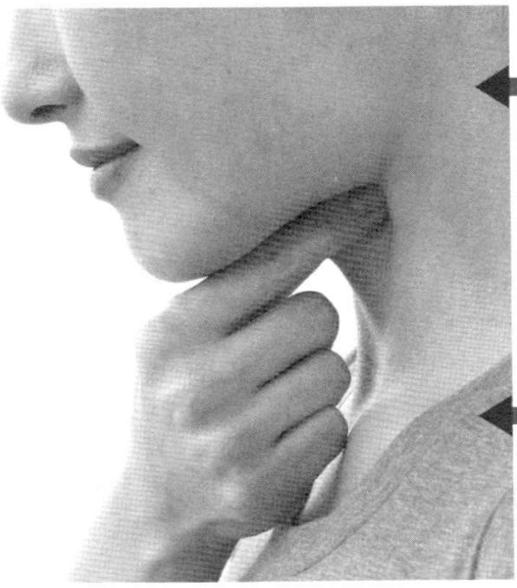

確實吞嚥食物，
不要殘留在喉嚨裡

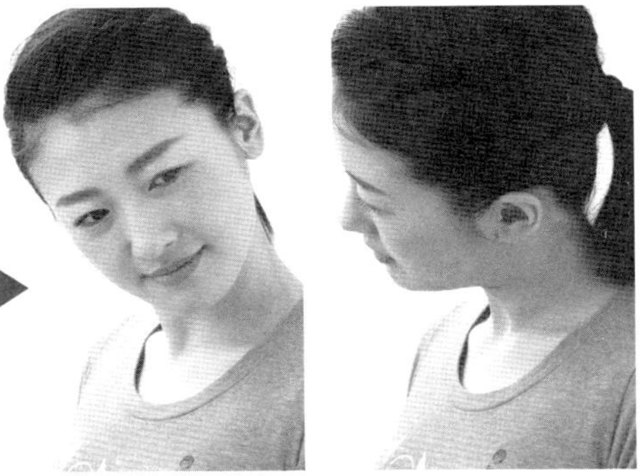

強化舌頭活動能力的訓練

• 吞嚥訓練要每天都做一點才有效，要儘可能地把吞嚥訓練融入日常生活當中。

呼吸訓練

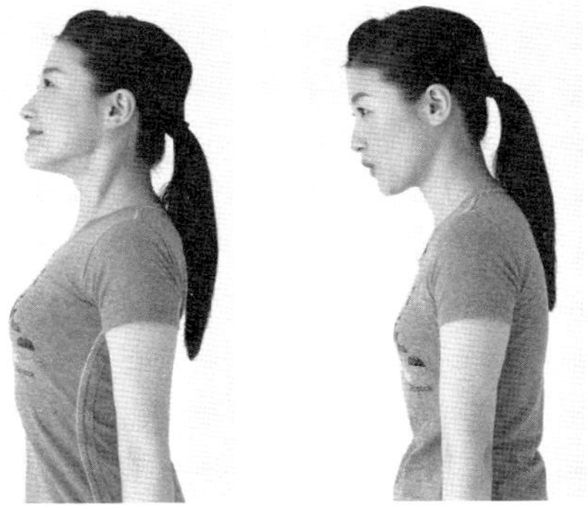

• 利用自我檢查找出自己不擅長的動作，打造適合自己的吞嚥訓練。

確認吞嚥訓練的效果

獨自進行訓練往往很難得知成效，做紀錄可以讓結果容易觀測，也更能實際感受到效果。

①視覺化

用智慧型手機或手持攝影機，拍下進行吞嚥訓練前後喉嚨或舌頭的活動。用影像來對照比較，就能得知吞嚥力確實改善了沒有。

②量化

設定明確目標，會讓訓練更容易持續。計算喉頭升起的時間和持續發聲的時間，或是測量音量，就能輕易地與之前的吞嚥力做比較。

了解旁人的吞嚥力

不妨也試著比較自己與旁人的吞嚥力。具體來說，就是觸摸脖子、確認喉頭升起的狀態，觀察舌頭的動作等等。這樣就能理解自己與其他人的吞嚥力有多大差異。

能掌握旁人吞嚥力的程度，也會更清楚自己的吞嚥力。

就算自己的吞嚥力沒有衰退，旁人的吞嚥力也有可能已經衰退。當吞嚥力衰退時，發生吸入性肺炎或窒息的風險就增加。因此，掌握父母或祖父母等身旁親近的人的吞嚥力，也能幫他們預防吞嚥力衰退。

吞嚥力的檢測方法

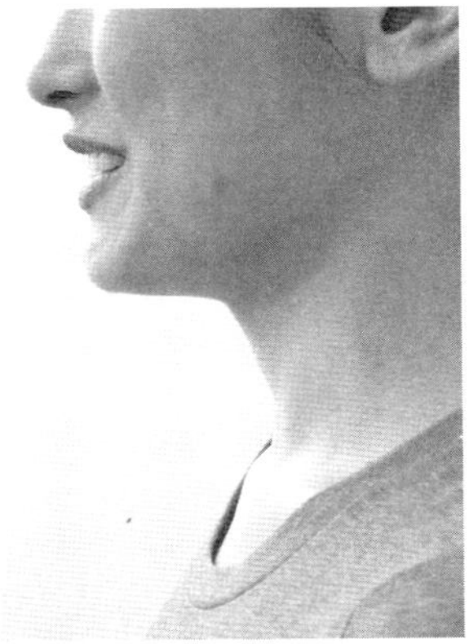

攝影

①喉頭升起的程度

用智慧型手機等攝影工具，從脖子的側邊進行拍攝。

請確認吞嚥時，喉結會上升至哪個位置。收下巴的話不容易看到喉結，所以吞嚥時請不要收下巴。女性或皮下脂肪較多的人，有時候會比較難觀察到喉結。

②舌頭的動作

拍攝舌頭前方、左右的動作。

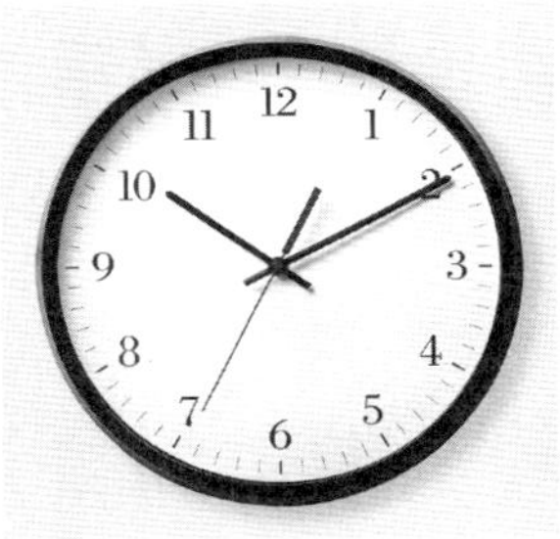

計時

①喉頭維持抬起的時間

②持續發聲的時間

紀錄下客觀的數字，會更容易確認效果。

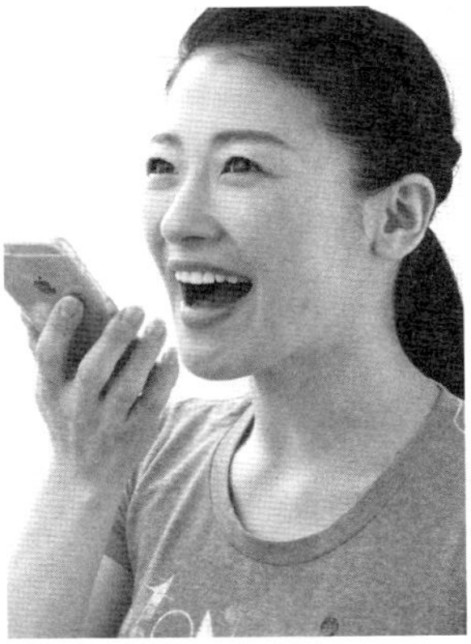

測量聲音

以不傷及聲帶為原則，試著儘可能發出很大的聲音。與智慧型手機間隔一定距離後測量音量。

順道一提，筆者利用應用程式（噪音測定器 Everyday Tools,LL®）測量時，與智慧型手機距離十公分左右所測得的音量為六十dB（一般高齡者約為四十至五十dB）。

不同應用程式的測定值也會有所不同，不妨在相同的條件下進行檢測，方便與今後的聲量做比較。

打造容易吞嚥的條件和情境

用餐時嗆到，就會不停咳嗽、很不舒服。但嗆到本身並不是壞事，若不會嗆咳，不小心吸入的食物或飲料，就會原封不動地殘留在肺部或氣管裡，引發肺炎或窒息。

一旦嗆到，就深深吐氣，絕對不能喝水之類的液體，因為這樣會讓想從氣管出來的食物，因為液體而逆流回氣管去。

防止嗆到的方法

為了不要嗆到，要不就是強化吞嚥力，要不就是要製造容易吞嚥的條件。這裡就是要說明，如何製造容易吞嚥的條件。

①專心進食

我們平時不會意識到吞嚥這件事，因此，在看電視或說話的同時，也能一邊吃飯。但是，若全憑反射作用來吞嚥，有時會無法順利吞嚥。有意識地吞嚥，亦即專心地吞嚥，就比較不容易誤吸。

②將食物調整成容易吞嚥的形態和份量

當食物具備適當的黏稠性或柔軟度時，送進喉嚨的速度就會變慢，也比較容易配合吞嚥的時機。

此外，當食物被處理成適宜的大小時，也會比較容易吞嚥。因為如果食物在不成形的狀態下被送進喉嚨，七零八落的食物就容易四處散落在喉嚨裡，不小心跑進氣管的機率也會提高。

也因此，以前大家認為容易吞嚥而廣被採用的「細碎飲食（Ground Diet）」，現在已經不再被視為容易吞嚥的食物了。

把食物的形狀處理成容易吞嚥的大小

有時候，患者在接受飲食指導時，會學到「為了確實吞嚥，請仔細咀嚼」。然而，仔細咀嚼，並不代表就能確實吞嚥。重要的是不要把食物弄得太細碎，而是要把食物處理成容易吞嚥的形狀。

將食物的形狀處理到一定程度，喉嚨會比較容易感覺到食物的存在，也就能確實吞嚥。

當然，也不是說食物只要有個形狀就好吞嚥，如果太大會不容易進入食道，也會堵住氣管、引發窒息。

因此，重點是要了解每個人什麼樣的形狀與份量最容易吞嚥。

容易吞嚥的方法

①專心進食

進食的時候一邊做其他的事，容易引發誤吸，若能收下巴、確實抬起喉頭，就會降低誤吸的發生機率。

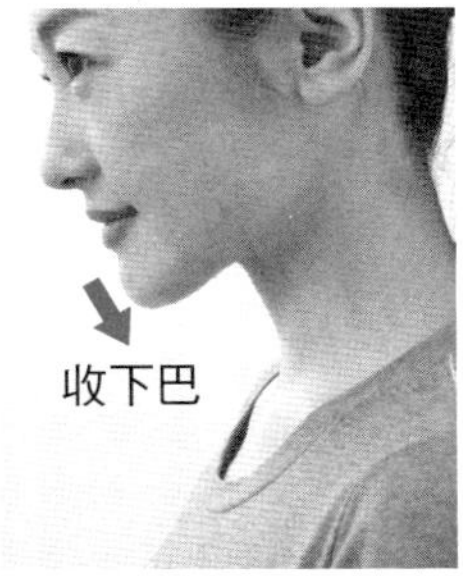
收下巴

②避開不易吞嚥的食物

年糕、麵包、飯糰、麻糬、蒟蒻等都是容易造成窒息的食材。切得細碎的食物在嘴巴裡會散開，也容易造成誤吸。

③選擇容易吞嚥的食物

均質、柔軟、成形的食物較容易吞嚥。

④減少每一口的份量

一次吃太多東西，容易造成誤吸。

⑤抬頭挺胸坐好

駝背時較不容易吞嚥。

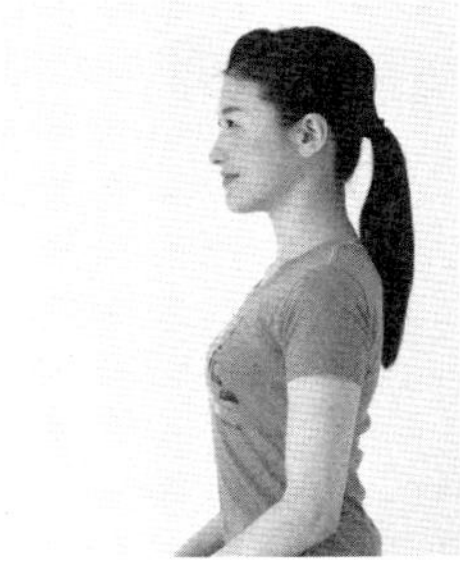
抬頭挺胸

預防誤食、誤吸藥物

你是否曾有過吃藥時藥丸卡在喉嚨或是吞不下去的經驗？

當吞嚥力衰退時，吞藥丸就會變得更加困難。此外，PTP包裝（Press Through Package，又稱「泡殼包裝」）的誤食、誤吸意外也不斷增加（參照122至125頁）。

吞嚥錠劑的方法

由於錠劑（Tablet）比較硬，也容易附著在黏膜上，讓有些人很害怕吞錠劑。在此要介紹輕鬆吞嚥錠劑的方法。

主要分為兩種：

①把錠劑弄得更好吞嚥

基本上，錠劑要小到某種程度才會好吞。

因此，如果是同樣效果的藥物，不妨在醫師開立處方時，請他開顆粒較小的錠劑。醫師不一定完全清楚錠劑的大小，建議到常去的藥局詢問是否有顆粒較小的藥。如有必要，也可以請藥局幫忙切割錠劑。

但若錠劑的顆粒太小，也容易黏在喉嚨上，所以請先了解什麼樣的大小自己最容易吞嚥。

有一種專門用來切割錠劑的切藥器，便宜的切藥器在平價商店就買得到。不過，有些錠劑無法切割，這部分請先向藥劑師確認。

把錠劑包在糯米紙裡沾濕，也會比較容易吞嚥。糯米紙泡水時會產生適度的黏稠性，讓錠劑較不容易黏在喉嚨。

②利用更便於吞嚥的東西輔助

錠劑不一定要搭配開水服用。相較於開水，和稍微帶點濃稠的液體一起服用，反而更容易吞嚥。日本市面上有販售輔助吞藥的果凍，對於吞嚥力已經變差的人來說，是相當值得一試的方法。

小心PTP包裝、藥物的誤吸、誤食意外

PTP包裝由於可以清楚看見內容物，又能一顆一顆擠壓出來，所以經常用來包裝錠劑或膠囊。

但若PTP包裝誤入喉嚨或氣管，會割破黏膜、造成出血，並伴隨著相當嚴重的疼痛，過去甚至發生過刺破十二指腸、造成穿孔，必須進行緊急手術的案例。此外，如果不小心誤入氣管，最嚴重會導致窒息。很多時候，小片的PTP包裝連CT（電腦斷層攝影）都照不出來，用內視鏡手術取出，也相當耗費時間與精力。因此，誤食PTP包裝很可能會引起嚴重的後果。

PTP鋁箔只有一面有做摺線，只要按照摺線拆開，就不會誤食。因此，千萬不要用剪刀一顆一顆剪開，直接從整片鋁箔擠出錠劑即可。

把處方藥物按服用分量、次數分裝之後，就無需從PTP包裝取出，非常便利。建議可以請開立處方的醫師或藥局幫忙分裝。

藥物的誤吸，多半發生在必需吃很多藥的人身上。當需要服用種類繁多的藥物時，切記不要全部一次服用，不妨分成多次，一點一點吞下較為安全。

讓錠劑容易吞嚥的方法

①選擇小顆的錠劑或口溶錠（會在口中溶解的錠劑）。
②用糯米紙包住錠劑，沾濕後服用。
③用切藥器切割（有些錠劑無法切割）。
④喝多一點水以幫助吞嚥。
⑤用濃稠的飲料幫助吞嚥。
⑥和輔助餵藥果凍一起吃。

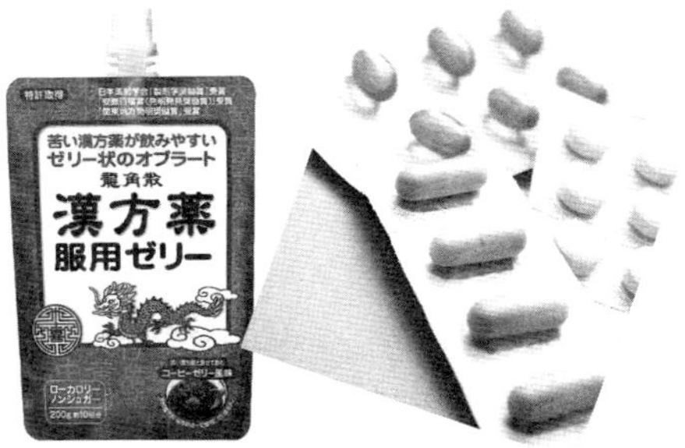

PTP包裝

維持口腔清潔

口腔護理，是指透過刷牙等方式，清潔牙齒、舌頭等口腔內部。為了防止吸入性肺炎，最重要的就是維持吞嚥力，但確實做好口腔護理，也能減少吸入性肺炎。

牙齒穩固就容易吞嚥

牙齒整潔對吞嚥力而言也非常重要。如果牙齒咬合穩固，就能固定下巴，也更容易抬起喉頭。

請試著在張開嘴巴的狀態下喝水。

是不是與閉起嘴巴時相比，更難吞嚥？因為能夠正常咬合時，抬起喉頭的肌肉可以確實收縮，比較容易吞嚥。

此外，當牙齒穩固時，也比較容易咬碎食物，如果食物的形狀和軟硬度處理得宜，就比較容易吞嚥，不會嗆到。

保持牙齦健康的刷牙方法

說到刷牙，各位是不是覺得只要刷牙齒表面就好？當然，為了維持牙齒健康，避免蛀牙也很重要。

不過，刷牙同時也是為了保持牙齦的健康。如果牙齦發炎，牙齦就會萎縮而無法再支撐牙齒。因此，為了不掉牙，務必保持牙齒與牙齦間的清潔，預防牙周病的發生（參照左圖）。

刷牙時的注意事項

①一天仔細刷牙一次，避免有所遺漏

一天刷幾次牙都可以，但至少有一次要認真刷，建議在睡前要仔細地刷一次牙。

而且，還要定期確認是否刷得夠乾淨。牙膏裡有讓口腔覺得清涼的成分，所以就算沒有仔細刷，也很容易就誤以為自己已經刷乾淨了。為了確認是否有沒刷到的地方，不妨試著偶爾不用牙膏。

②飯後間隔十至二十分鐘之後再刷牙

用餐之後會分泌許多唾液。唾液具有修復牙齒的作用，所以吃完飯後過一段時間再刷牙即可。

③使用牙膏後，漱口一、兩次就好

牙膏當中所含的氟化物，有助於牙齒的再礦化（Remineralization）。刷完牙若漱口漱得太乾淨，會連氟化物都一起沖掉。

④活用刷牙的道具

仔細刷牙很費工夫。要用一般的牙刷徹底把牙刷乾淨，大約得花上十分鐘。

電動牙刷細微的震動，能更快把牙齒刷乾淨。此外，牙刷很難清除齒縫間的牙垢（牙菌斑），不妨多利用牙間刷或牙線。

刷牙的方法

①決定刷牙的順序，避免有遺漏之處。
②根據牙齒的位置變換牙刷的方向，一顆一顆細細地刷。
③以約四十五度的角度，把牙刷放在牙齒與牙齦之間，仔細地刷。

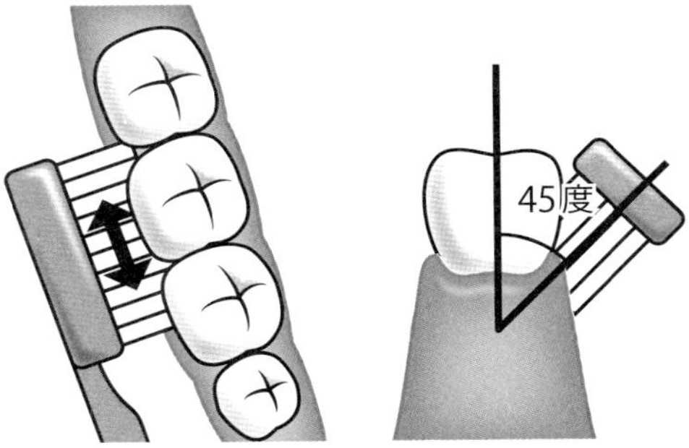

牙間刷

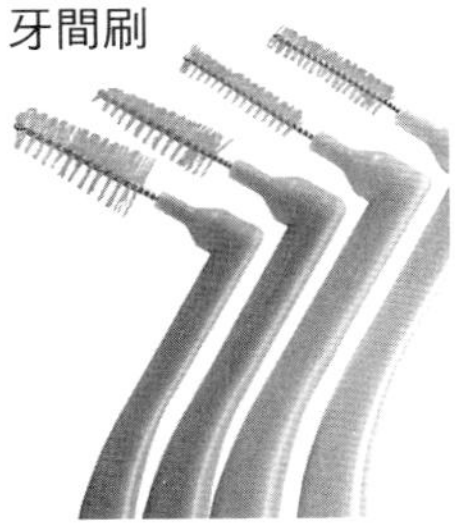

牙線

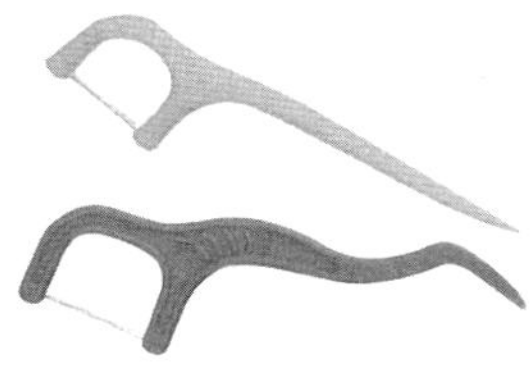

唾液是進食的潤滑油

唾液除了可以幫助食物消化，還有其他各種功能。

唾液分泌減少時會有的後果

當唾液量減少時，會對吞嚥力造成下面的負面影響。

①食不知味

唾液一旦減少，便無法充分濕潤口腔中的黏膜，也就無法維持黏膜清潔。我們是依靠舌頭表面的味蕾來感覺味道，當味蕾受損，就不容易感受到味道。

②損傷牙齒

唾液減少後，就難以為牙齒補充鈣或無機磷等，牙齒的再礦化也會變得困難。此外，唾液中所含的重碳酸鹽，具備讓口腔中的偏酸環境回復到中性的效果，當唾液減少時，有些飲食就會讓口腔一直處於酸性狀態。

這兩個原因，都容易造成蛀牙。

③不易吞嚥食物

當和食物混合的唾液減少時，就會變得不容

唾液的功能

①消化

澱粉酶（Amylase，唾液裡的酵素）會分解碳水化合物。

②保持口腔內的清潔

和食物混合，有助吞嚥。

③保護口腔黏膜

用水分濕潤黏膜，維持口腔清潔。

④強化味覺

和食物混合，把感受味覺的物質送到味蕾。

⑤保護身體

唾液中的溶菌酶（Lysozyme）和粘蛋白（Mucin）能防止細菌感染。

⑥預防蛀牙

再礦化作用．維持口腔內的pH值。

易吞嚥。此外，黏膜也會受損，導致咀嚼時嘴巴會感到疼痛。

分泌唾液的方法

①想像在吃酸的或好吃的東西

唾液的分泌由自律神經控制，無法按照自己的意志增加分泌量。不過，光是想像自己在吃酸的或好吃的東西，就能增加唾液的分泌。

成語「望梅止渴」的由來，正說明了這個原理。三國英雄曹操在帶領部隊行軍的途中，酷熱難耐卻苦無水源可供飲用。於是他告訴旗下士兵「前方有一片梅林，加速前進就能吃梅子解渴。」將士們聽到之後，開始想像吃梅子的畫面，用分泌出的唾液潤喉止渴。

為了分泌唾液，不妨在腦海中想像自己在吃酸的或好吃的東西。此外，在用空吞嚥鍛鍊吞嚥力時，想像味道或香氣，也有助於強化感覺能力。

②唾液腺按摩

用唾液腺按摩刺激腮腺和頜下腺，也是增加唾液分泌的方法。確認位置之後，按壓唾液腺五次。若同時想像在吃酸的或好吃的東西，效果會更好。

③促進唾液分泌的藥物

有些藥物可以促進唾液分泌，但這些藥物只適用於修格蘭氏症候群（Sjogren's Syndrome）這種因疾病造成口腔乾燥的情形，一般正常狀況下並不適用。

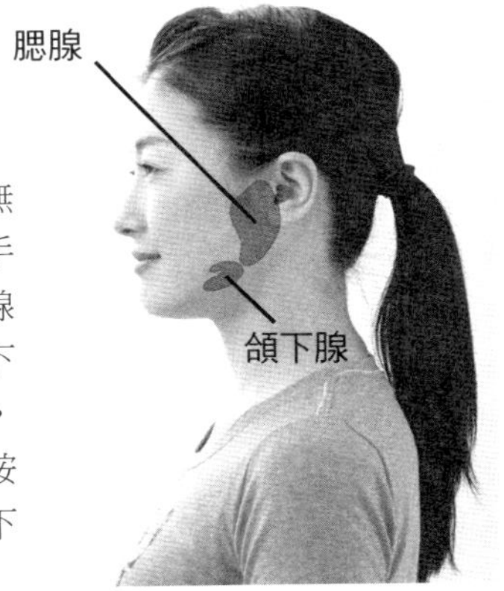

唾液腺按摩

- 把食指到無名指這三根手指放在唾液腺（腮腺．頜下腺）的位置，用指尖輕輕按壓腮腺和頜下腺各五次。

改善口腔乾燥的藥物

- **Evoxac**®（愛我津）、**Salagen**®（舒樂津）（內服藥）
- 麥門冬湯®（中藥）
- **Saliveht**®（人工唾液）

年齡愈長，愈需要均衡攝取營養

確實補充營養

維持健康的方法有很多種，體能訓練、按摩、健康食品……。當然，這些方法中有些的確有效。

但無論採用哪一種方法，若沒有攝取均衡的營養，一切就毫無意義。

無法吞嚥時，一吃東西就會嗆到或是卡在喉嚨，所以食量會漸漸減少。一旦不能攝取適當營養，就無法維持身體機能。

你的食量有沒有在不知不覺間減少了呢？

因為飲食過量引發的代謝症候群，是到中年之前會發生的問題。進入高齡期後，年紀愈長，就愈需要注意是否營養不良。

愈是高齡，愈需確實攝取營養，粗茶淡飯不一定好。

其實，居家高齡長者中，約有三〇％都處於營養不良的狀態。食量雖然會隨著年齡減少，但並非進入高齡期之後，就不需要營養了。

均衡攝取必需營養素的重要性

隨著年齡漸長，你是不是覺得以蔬菜為主的清淡飲食比較好？

事實上，即便進入高齡，確實攝取蛋白質、脂肪、碳水化合物等必需營養素，仍舊非常重要。因此高齡者也必需吃各式各樣的東西，不該偏食。即便吃得少，也要多用點巧思，讓飲食富含各式營養素。

要攝取多少營養才好，請參考均衡飲食指

南，然後設法讓自己的飲食儘可能地接近這個指南。

要如何知道自己營養不良？最容易觀察到的就是體重的變化。

營養不良時，體重會日漸減輕。定期測量體重對營養管理而言非常重要。

不過，體重等數字固然重要，外觀也不可輕忽。從臉色和身形就可以知道是否有確實攝取營養，同時也有助於判斷日常生活中活動的狀況。

營養不良時，有時抽血檢查的結果也會出現異常。白蛋白（Blood Albumin）過低、鈉離子、鉀離子等電解質異常等，都是很典型的例子。

不過，並不建議為了調查是否確實攝取營養就經常抽血。因為比起抽血，觀察體重或外表，可以得到更多訊息。

均衡飲食指南

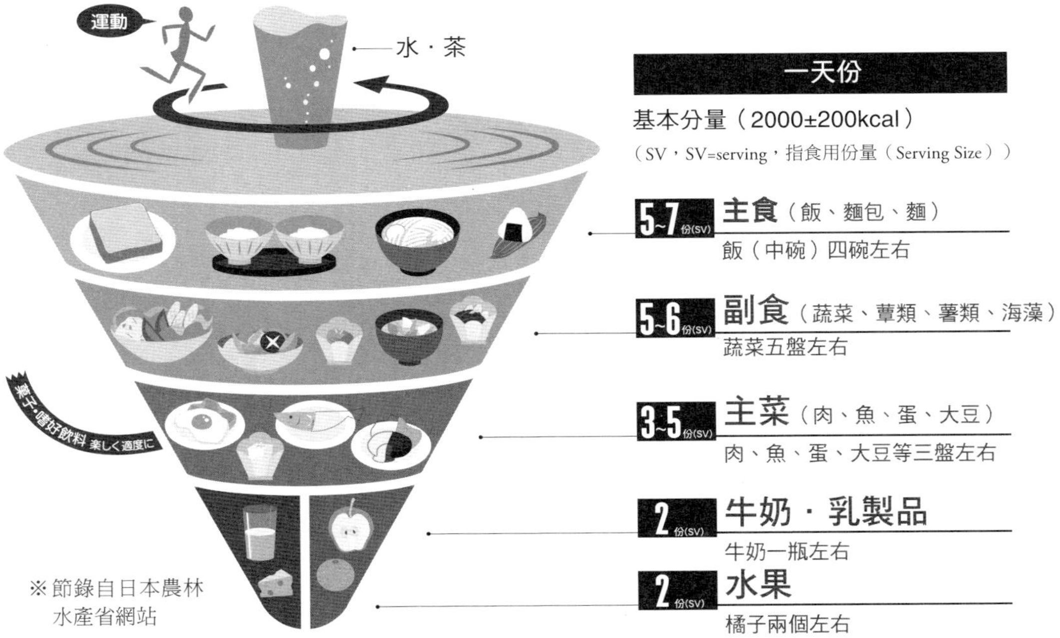

※節錄自日本農林水產省網站

保持正確姿勢，維持全身肌肉的均衡

姿勢不佳會導致吞嚥力衰退

駝背時，頭部會向前倒，而為了讓臉朝向正前方，下巴就不得不往前凸。當背是彎的時，進食時就無法收起下巴，也不容易吞嚥。

此外，當背部彎曲時，胸部很難大幅度敞開，也就不容易進行深呼吸。一旦呼吸不順，異物跑進氣管時，就無法順利排出體外。

骨盆前傾經常發生在腹部或臀部肌肉無力的女性身上。在骨盆前傾的狀態下，腹部會向前突出，就會無法順暢地進行腹式呼吸。

端正姿勢的方法

①維持正確姿勢

日常生活中，若不特別留意，往往在不知不覺間，姿勢就愈變愈糟。

為了端正姿勢，請先從注意姿勢開始。具體來說就是在身體裡拉出一條軸心（72至73頁），不管是站立、走路，或任何時候都一樣，光是這麼做，姿勢就會變好。

②維持全身的肌肉量

為了維持良好姿勢，不僅要注意保持正確姿勢，均衡維持全身的肌肉也非常重要。

姿勢必須靠全身肌肉來支撐，才得以成立。因此，並非只要背部、腹部的肌肉結實，姿勢就會變好。

肌肉總是反覆地在合成與分解。分解的肌肉量，無論老少都一樣。但合成的肌肉量則會隨著年齡增長而減少，分解的肌肉量會變多，於是整體的肌肉量就會慢慢減少。為了不讓肌肉量減少，就必須增加肌肉的合成。即便是年長者，只要透過適度訓練，也一定能讓肌肉合成。

肌肉會透過運動產生變化，研究已經證實，「適度使用能讓肌肉發達，不用則會萎縮。但使用過度也會萎縮（魯克斯法則，Roux's Law）」。這裡所稱的「適度」，指的是讓肌肉稍微感到疲勞的強度。太過簡單的動作，不會讓肌肉發達。使用肌肉當然能夠達到某種程度的維持效果，但卻無法防止肌肉衰退。

因此，平時運動就要注意，要給身體增加一些負荷。以健走為例，重要的是速度要快到稍微讓自己有點喘，而不是悠閒地走。

如何不讓肌肉量減少

端正姿勢

①平時有意識地在體內拉出一條軸線。

②均衡鍛鍊全身。

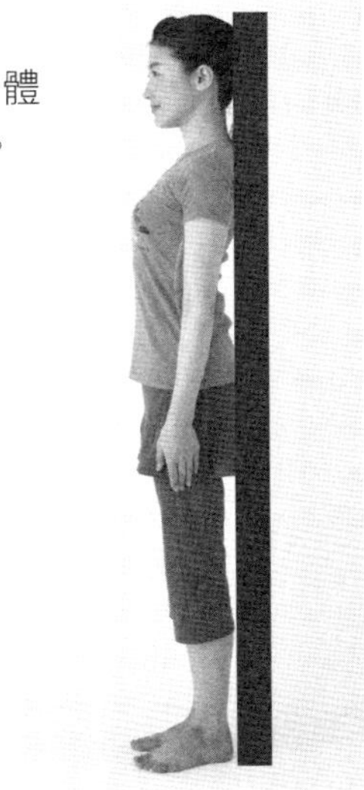

健走

在體內拉出一條軸線，以讓自己有點喘的速度行走。兩手請確實擺動，光是悠閒地散步，肌肉不會增加。

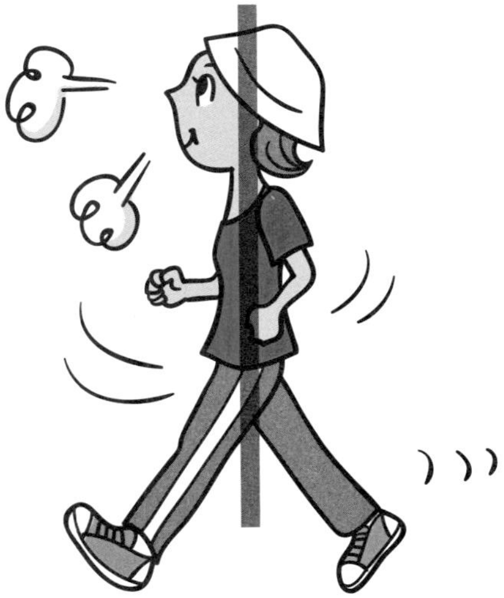

與新知識相遇

在指導患者進行吞嚥訓練的過程中，常常會有意想不到的發現。

首先我發現到的是，原來確實吞嚥的方法對一般人來說，並不是常識。

甚至有些人看到電視廣告裡的主角，嘴裡含著水瓶咕嚕咕嚕地豪飲，就以為仰頭喝東西才是對的。這種人只要讓他確實收起下巴再吞嚥，就不會嗆到了。

我還碰過有人這麼問我。

「吞嚥時要停止呼吸嗎？」

「吞嚥時是無法呼吸的。」

或許是因為吞嚥只花〇．五秒，所以才會沒發現自己到底有沒有停止呼吸。

同時，我也遭遇到種種困難。

在吞嚥訓練裡，我會向患者說明活動喉頭的重要性。

但喉頭是一個就算是醫師，大概也只有耳鼻喉科醫生才清楚了解的器官。因此，向一般大眾說明喉頭的位置時，我費了很大的功夫。

我會向患者大概說明「在吞嚥時會上下活動的就是喉頭」，先請他們在吞嚥時持續觸摸喉嚨，從這樣的過程中慢慢了解。

「這是舌骨，這是甲狀軟骨」

至今，我仍常常在講座會場到處摸著參加者的脖子，向他們說明。

「平常我都能正常吃東西啊！為什麼要做這些訓練呢？」

「我沒辦法順暢地活動喉頭。」

在回答各種疑問的同時，我也持續修正、改良訓練的方式與內容。因此，吞嚥訓練的指導，也幫助我不斷精進自己。

第5章

因吞嚥力衰退所引發的危險疾病

被誤解的高齡者肺炎

不斷增加的肺炎患者

一聽到「肺炎」，或許很多人會認為這是以前才有的疾病，事實上，肺炎患者現正急遽增加中。

根據二〇一三年的統計，日本約有十二萬人死於肺炎。即使是惡性腫瘤中的第一名肺癌與循環系統疾病的第一名心臟衰竭，也才七萬人左右。由此可知，因肺炎死亡的人數有多龐大。肺炎占所有死因的九．七％，堪稱是日本的國民病[1]。

肺炎是高齡者的疾病，因肺炎死亡的人當中，六十五歲以上的人占了九〇％。

高齡者的肺炎是什麼樣的疾病呢？

一般說明如下：「肺炎是由細菌或病毒引起的肺部感染。罹患肺炎時，會出現高燒、咳嗽和痰。隨著年齡的增長，抵抗力會變弱，所以肺炎也會有重症化的趨勢。當肺炎惡化時，肺部就無法順利吸入氧氣，最終可能致死。為了預防肺炎，請增強體力，並注射疫苗……」

然而，這個說明裡遺漏了很重要的一點，那就是，高齡者的肺炎是最容易被大眾誤解的疾病。

其實，就算是高齡者，只要維持健康的生活，一般的肺炎幾乎不會奪去他們的生命。

高齡者肺炎悄悄增加

各位應該都認為，罹患了肺炎，應該馬上就能察覺吧？

大家對肺炎的印象或許是「身體狀況突然變差，會出現高燒、咳嗽、痰的疾病。」

一般而言的確是如此，但高齡者的肺炎不一樣。高齡者常常在不知不覺間就罹患了肺炎，因為很多高齡者就算得了肺炎，也沒有太明顯的症狀。

那麼，為什麼症狀不容易顯現呢？這是因為步入高齡期後，身體的防禦反應衰退所致。

人體為了抵抗細菌或病毒等外敵，會出現各式各樣的反應。譬如，罹患流行性感冒時會發高燒。這並不是因為病毒作亂讓體溫升高，而是當體溫升高時，免疫細胞會更活躍，所以身體自己做出反應，讓體溫升高的。

上了年紀之後，身體對於感染的反應會變差。如果沒有症狀，身體會覺得比較輕鬆，但若不能抵抗感染，身體就會不斷受損。譬如罹患肺炎時，肺部會逐漸損壞，最終就會無法呼吸。因此，沒有高燒或咳嗽，並不代表肺炎就比較輕微。

此外，還有一個原因讓肺炎的症狀不容易顯現，那就是誤吸。

註1：根據衛福部統計處二〇一七年統計，台灣六十五歲以上高齡者因肺炎死亡者占九・二％，是十大死因的第三位，較二〇〇七年提升了五五・七％，是近年來增幅最高的。此外，因肺炎死亡人口，有九成以上都是六十五歲以上的高齡者。

肺炎位居日本人死因第三名

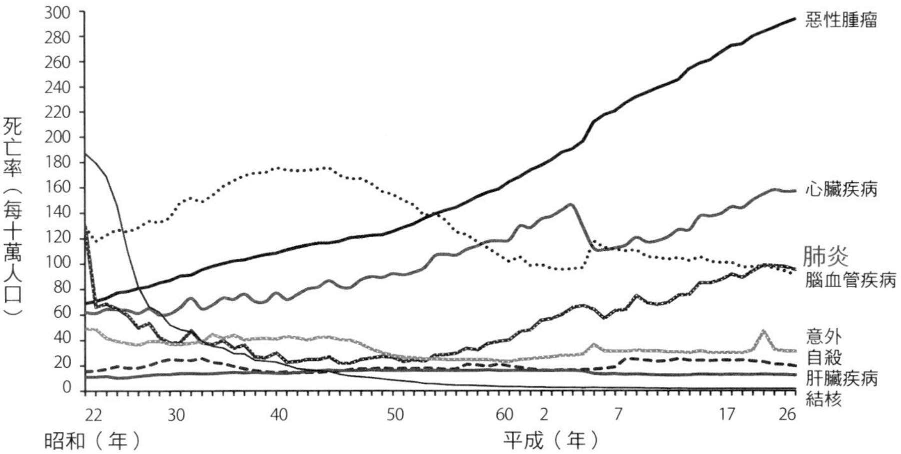

• 肺炎位居日本人死因第三名，因吸入性肺炎致死的人數正急速增加。

※二〇一四年人口動態統計月報年度累計概況

高齡者的肺炎約八〇%都是吸入性肺炎

高齡者容易罹患肺炎是因為無法順利吞嚥

為什麼唯獨肺炎增加這麼多？

若只是因為抵抗力變差，那因敗血症等其他感染致死的人數應該會增加更多才是。

其實，高齡者肺炎的主要原因在於誤吸。發生誤吸時，本來應該送往食道的食物或唾液，會跑進氣管或肺部，無法順暢吞嚥，導致喘不過氣、嗆到或咳嗽，這就是誤吸的症狀。

吸入性肺炎指的是，細菌隨著異物流進氣管，在肺部引發感染。這在高齡者肺炎中所佔比例高達八〇%。

步入高齡期後，喉嚨的肌力衰退，不再能順利吞嚥，食物一不小心就會流進氣管裡。就算異物進入氣管，只要能順利吐出來，就不會引發肺炎。但當氣管的感覺也變得遲鈍，不再咳嗽或是嗆到，異物就會一直留在肺部，無法排出體外。結果肺部就會被感染，最終引發肺炎。

換言之，高齡者之所以容易罹患肺炎，就是因為他們無法順暢吞嚥。

吸入性肺炎與一般肺炎不同，症狀比較慢才會顯現。這是因為就算無法順暢吞嚥，一開始也只有一點點的異物流進肺部而已。如果只是少量異物進入肺部，通常只會輕微發炎，幾乎沒有其他症狀。

這就是為什麼高齡者即使罹患肺炎，症狀也不太容易顯現的原因。

罹患一般肺炎時，只要用抗生素治療，康復後就沒事了。但若是吸入性肺炎，只要還是無法順利吞嚥，發炎的狀況就會一直持續。在肺炎反覆發生的過程中，抵抗力和體力都會慢慢衰退，甚至會致死。

必須設法因應吸入性肺炎的不斷增加

各位可能很少聽到吸入性肺炎這個疾病，但吸入性肺炎正在全日本不斷增加。平均每天約有高達兩萬人因為這個疾病住院。

在吸入性肺炎急遽增加的現在，我們更應該認真思考如何減少這個疾病的發生。

因吸入性肺炎住院，出院後所有營養仍能經由口腔攝取的人，只有五九％。也就是說，當吞嚥力衰退到會罹患吸入性肺炎時，無法獨立生活的可能性就會增加。

當無法經口攝取營養時，就必須置放鼻胃管，或是在腹部做胃造口來注入營養。這樣一來，生活就必須完全仰賴他人照護了。

此外，根據報告指出，罹患吸入性肺炎後，一年內的死亡率為十七％，兩年為五〇％，與癌症末期不相上下。

換言之，當吞嚥力衰退到會罹患吸入性肺炎時，痊癒的機率就已經相當渺茫了。

一般吸入性肺炎發生的過程

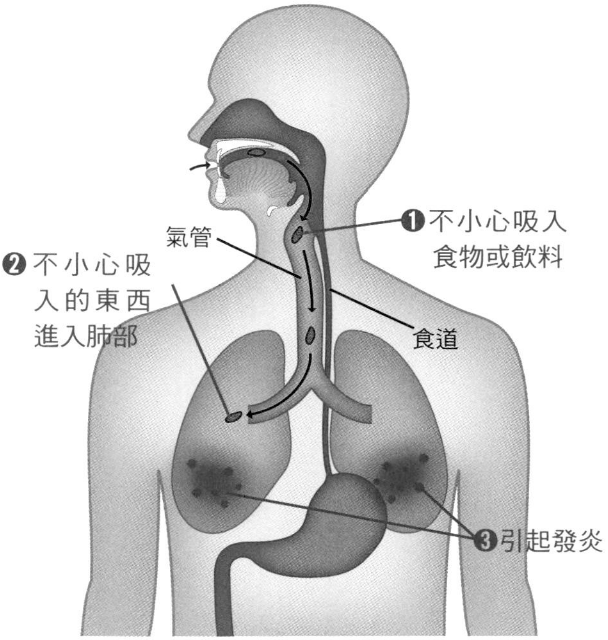
❶不小心吸入食物或飲料
氣管
❷不小心吸入的東西進入肺部
食道
❸引起發炎

當吞嚥力衰退時，會出現什麼樣的症狀？

從吞嚥力衰退到罹患吸入性肺炎為止，人體內究竟會發生什麼樣的變化？讓我們一起來看這個衰退的過程。

①唾液積在喉嚨

首先，唾液會開始積在喉嚨。當唾液積在喉嚨裡，吞嚥時會有一種噎住的感覺，或是覺得聲音悶悶的，有時也會覺得喉嚨卡卡的或怪怪的。

當喉嚨的感覺變得遲鈍時，有時就算唾液積在喉嚨裡，也可能沒有症狀。

②夜間唾液流進氣管

睡著的時候沒有意識。在無意識的狀態下，就算異物跑進氣管也難以察覺。因此，當吞嚥力變弱時，首先會發生的就是睡覺時唾液慢慢流進氣管裡。當唾液流進氣管的量或次數變多時，晚上就會開始咳嗽。

上了年紀以後，腸胃機能也會變差。於是，食物或胃酸會回到喉嚨。尤其睡覺躺下時，從食道逆流回來的東西，很容易就會流進氣管裡。

為了防止來自食道的逆流，飯後兩小時不要躺下，睡覺時可以讓頭的位置稍微高一點。

③發生症狀不明顯的肺炎

當流進氣管的唾液增加時，就會慢慢在肺部引起發炎。

一開始是輕微的發炎，所以不會出現發燒、痰之類明顯的症狀，本人或旁人往往也不會發現已經得了肺炎。

但當這樣的肺炎反覆發生之後，因為肺炎讓體力和抵抗力都變差了，所以明明食量沒有減少，體重卻逐漸下滑。

隨著吞嚥障礙愈來愈嚴重，咳嗽或發燒等症狀才會開始出現。

④用餐時，食物或飲料流進氣管

而且，當吞嚥力衰退時，用餐時食物或飲料也會不小心跑進氣管，氣管為了把食物排出體外就會嗆咳。或者是，有時以為已經吃完了，但食物卻還殘留在喉嚨裡，而殘留下來的食物，就會一點一點地跑進氣管裡，導致在飯後也會嗆咳。

但即便如此，還是不會馬上就演變成嚴重的肺炎。因為當食物進入氣管時，身體會反射性地透過咳嗽，把食物從氣管裡排出體外。

⑤引發嚴重的肺炎

當咳嗽反射變弱，異物進入氣管也不再咳嗽時，異物就會停留在原處，而隨著異物進入的細菌就會引發感染，這就是明顯的吸入性肺炎。嚴重到需要住院的吸入性肺炎，就是因為吞嚥力重度衰退到這種程度所引起的。

吞嚥力衰退時
身體會出現的症狀

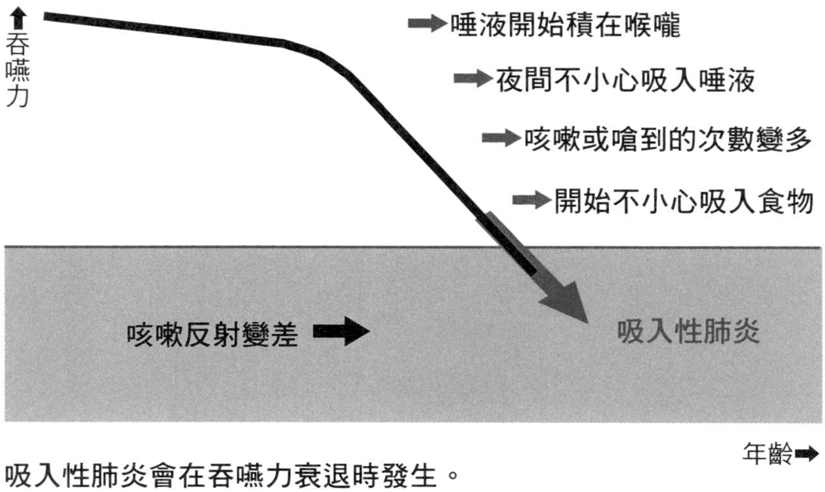

吸入性肺炎會在吞嚥力衰退時發生。

必須具備的肺炎預防知識

如何才能預防吸入性肺炎？預防吸入性肺炎的唯一方法就是改善吞嚥力。

或許各位會覺得「其他的方法應該也能因應吸入性肺炎吧？」但除了改善吞嚥力以外，其餘的方法效果都不夠大。

預防注射無法預防吸入性肺炎

電視上經常會看見「預防肺炎！」的疫苗接種宣傳廣告。預防肺炎鏈球菌（Streptococcus Pneumoniae）的疫苗，對高齡者的肺炎的確有某種程度的效果。因為六十五歲以上患者所罹患的肺炎，約有三〇%是因為肺炎鏈球菌，是所有病原體當中最多的。

但是，疫苗無法預防其餘七〇%的細菌，而且同時由好幾種細菌引發感染的狀況也不在少數。

進一步說，肺炎鏈球菌疫苗對急性肺炎的效果，至今仍未獲得明確證實。而且，吸入性肺炎很多時候是由不同於肺炎鏈球菌的厭氧菌（Anaerobic Bacteria）所引起，疫苗幾乎無法預防。

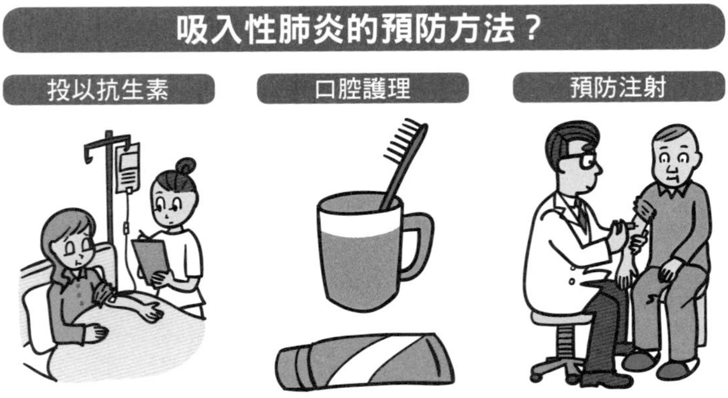

• 預防吸入性肺炎有許多方法，但根本的解決之道只有鍛鍊吞嚥力。

光是維持口腔清潔無法預防吸入性肺炎

有些專家認為，只要維持口腔清潔，就不會罹患吸入性肺炎。

的確，維持口腔清潔，唾液中的細菌就會減少，即使唾液流進氣管，也比較不容易引發肺炎。再者，清潔口腔時還能刺激口腔，強化口腔的感受能力。

然而，即使維持口腔清潔，也無法防止唾液流進氣管。當流進氣管的唾液增加時，就代表罹患肺炎的機率也相對提高了。而且，如果食物或飲料流進氣管，也馬上就會引發肺炎。

維持口腔清潔可以減少吸入性肺炎，但若無法維持吞嚥力，就無法真正預防吸入性肺炎發生。

當肺炎反覆發生，抗生素就會愈來愈沒有效

可能有些人認為，就算得了肺炎，只要用抗生素治療就會痊癒。但即使一開始抗生素的治療能有所改善，但在肺炎反覆發生之後，藥物的效果就會愈來愈差，原因有以下三點：

第一、**因為一旦肺炎反覆發生，抵抗力也會變差**。當抵抗力變差時，就算用抗生素減少細菌，疾病也不會痊癒。

第二、**因為若肺部持續發炎，組織會發生變化**。組織受傷後，在痊癒的過程中，會發生「纖維化」（Fibrosis），所以就算傷口痊癒了，也會留下疤痕。同樣的，當肺炎反覆發生，肺部的組織就會纖維化，在構造上變得更難抵抗感染。

第三、**因為出現抗生素也無效的細菌**。持續使用抗生素，細菌就會慢慢產生抗藥性。這種細菌稱抗藥性細菌（Antibiotic Resistant Bacteria），MRSA（Methicillin-Resistance Staphylococcus Aureus，抗藥性金黃色葡萄球菌）就是最具代表性的例子之一。只要無法正常吞嚥，吸入性肺炎就有可能不斷發生。在反覆發生的過程中，抗生素的效果就會變得愈來愈差。

窒息是最常發生的死亡意外

窒息指的是較大的異物不小心進入氣管，導致不能呼吸的狀況。

和吸入性肺炎一樣，窒息的原因也是吞嚥力衰退。當吞嚥的時機點不對，本來應該送進食道裡的東西，就會不小心進入氣管。如果誤入氣管的異物比較小，咳一下還能吐出來。但如果異物較大時，就會堵住氣管，氣管是空氣的通道，堵住就無法呼吸了。

空氣中的氧對腦細胞是不可或缺的，只要缺氧五分鐘，腦細胞馬上就無法運作。腦細胞死亡，就意味著人的死亡。

因此，窒息是絕對必須防止的意外。

比交通事故更可怕的窒息事故

各位是不是覺得窒息事故不太常見？

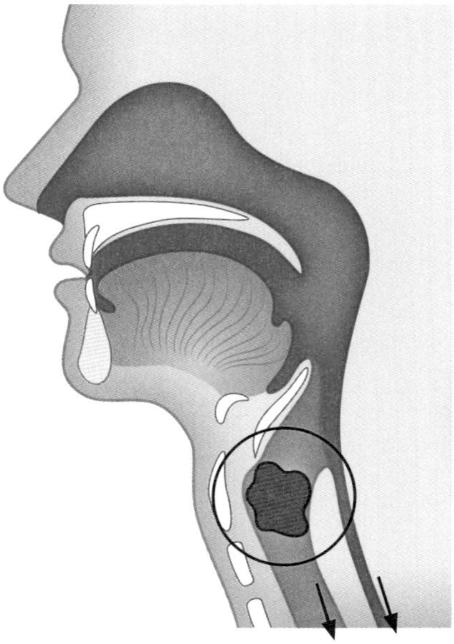

• 當異物堵住聲門或氣管時就會窒息。

電視新聞裡會報導的窒息事故，頂多就是新年很多人吃年糕時噎到，或是名人逝世的時候。窒息本身很少在社會上引起什麼話題。

可是，窒息事故在日本正逐年增加當中。二〇一三年因窒息死亡的人數為九五八二人，是意外事故中最常見的死因。而因交通事故死亡的人數是五九七一人，也就是說，因窒息死亡的人數，幾乎是交通事故的兩倍。而且，死者中八成以上都是吞嚥力已經衰退的六十五歲以上高齡者。

換言之，窒息事故增加，就是因為高齡化導致吞嚥力衰退的人增加所致。

窒息的原因

正常情況下，吞嚥的瞬間喉頭會升起，聲門（氣管的入口）會隱藏到會厭的後方，異物就不會進入氣管。

那為什麼會發生窒息事故呢？原因有以下三個：

①異物在喉頭升起之前就跑進氣管

原因之一就是喉頭太慢升起。當喉頭升起的速度變慢，或是喉嚨的感覺變得遲鈍時，喉頭就會來不及及時升起，結果異物就不小心跑進氣管了。

②喉頭升起的高度不夠

當喉頭升起的力道變弱，會厭就無法確實地把聲門蓋住。結果就會導致異物從隙縫跑進氣管。

③原本應該吞下的東西殘留在喉嚨，後來才進入氣管

就算以為自己已經吞下了，但若壓縮喉嚨空間的力道變弱，異物就會殘留在喉嚨裡。於是，殘留在喉嚨的異物就會在吞嚥之後又跑進氣管。

日本窒息事故的死亡人數

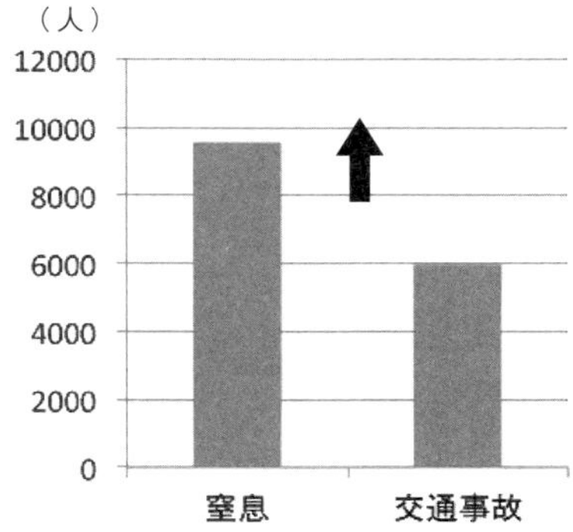

• 因窒息事故死亡的人數，遠高於因交通事故死亡的人數。

預防誤吸、誤飲

如何才能預防誤吸、誤飲呢？強化吞嚥力當然很重要，但為了預防意外的發生，還需要更進一步的對策。

為了避免發生誤吸、誤飲事故，請注意以下事項：

①不要過度相信自己能夠確實吞嚥

吞嚥力往往在不知不覺間衰退，就算現在沒有問題，也不知道這種正常的狀態能持續到什麼時候。

②把食物調整成適合吞嚥的大小和形狀

若要將年糕或米飯等比較有黏性的食物，處理成能夠吞嚥的大小，必須咀嚼好幾次。但隨著年紀愈來愈大，咀嚼的能力也會變差，所以往往無法咬碎成適口大小。當一大塊年糕或米飯通過喉嚨進入氣管時，因為有黏性，所以再怎麼咳嗽也吐不出來，最後就會導致窒息。

此外，糖果或蒟蒻這種比較硬且表面光滑的食物，也很容易一下子就滑進氣管，導致窒息。

③盡量吃容易吞嚥的東西

濃稠的食物較容易吞嚥，當吞嚥力因病暫時衰退時，醫師通常會請患者禁食。當疾病痊癒、要重新開始進食時，請先吃有黏性的糊狀飲食。

食物較為黏稠時，接觸黏膜的時間會變長，也就比較容易意識到喉嚨裡有食物。而且，黏稠成形的食物，在喉嚨裡不會散開，誤吸機率也會比較低。

容易吞嚥的食物具備以下特徵：

①均質

②不容易散開

③不容易到處沾黏

④形狀容易變化

符合這些條件的就是具有黏稠性的糊狀飲食。

只是，糊狀飲食水分也較多，相較於外觀看起來的份量，實際上能夠吸收到的營養較少。而且，因為口感不好，所以不是那麼美味。

因此，光靠糊狀飲食，很難攝取到日常生活所需的營養。

④仔細確認嘴裡的東西

至此為止，都是以誤吸食物為前提在討論。但在誤吸、誤飲的意外中，約有一半都不是因為食物。食物之外的物品，包括假牙、ＰＴＰ包裝、錠劑等都有可能是原因。

有時會發生誤吞小顆假牙的意外，請確實固定假牙，以防掉落。摘下假牙的時候，要小心不要掉進喉嚨裡（關於ＰＴＰ包裝、錠劑請參照102至103頁）。

⑤發生窒息時怎麼辦？

當異物堵住喉嚨時該怎麼辦？首先，請記得吐氣很重要。最簡單的方法就是拍打背部，強迫讓當事人吐氣。

哈姆立克急救法（Heimlich Maneuver），就是雙手握拳交錯，從患者後方環繞，強力壓迫腹部。透過對腹部施壓，讓橫膈膜向上移動，讓患者吐氣。

讓患者喝水，會把異物擠進氣管裡，得到反效果。因此，和嗆到時一樣，千萬不能讓窒息的人喝水。

當異物堵塞喉嚨時……

哈姆立克急救法

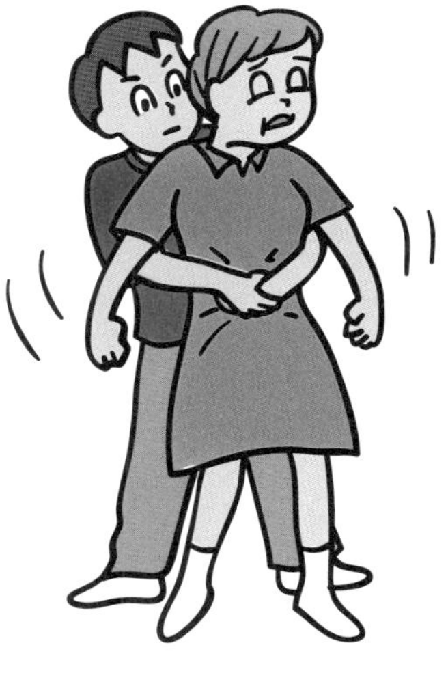

吞嚥障礙的診斷方式

因吞嚥障礙到醫療機構接受診斷的案例中，最常見的兩種情況是①陷入吞嚥障礙後，併發吸入性肺炎，②發生腦血管疾病，併發吞嚥障礙。換言之，現況是很少有人只因為吞嚥障礙去就診，就算接受診察，也沒有明確的處理方式。罹患肺炎或急症時，首先都是先針對這部分做治療，然後才會開始進行吞嚥障礙的治療。

在醫療機構裡，通常會按照以下步驟診療吞嚥障礙：

①評估吞嚥機能，判斷嚴重程度

醫師會觀察患者吞嚥時喉嚨的動作，調查患者的吞嚥力。

②調查原因，預測今後發展

除了老化之外，腦血管疾病或神經疾病等也

診斷治療 吞嚥障礙的醫療人員

醫師 （耳鼻喉科、胃腸科、復健科等）	評估吞嚥力，指示所需的治療 （主要是復健）
牙醫師	評估口腔狀況，指示口腔護理的內容
語言聽力治療師	進行吞嚥復健
護理師	進行全身健康管理 日本也有吞嚥專科的護理師

可能造成吞嚥障礙，不同的原因也關係到障礙將來能否改善。

③進行治療

吞嚥障礙是因吞嚥機能衰退所引起的，所以治療的目標在於改善機能。吞嚥障礙的治療，主要以復健為重點。

④打造治療環境

吞嚥障礙需要持續的診察與治療，必須找到可以固定就診的醫療相關人員。此外，包含家屬在內的照護人員，也必須理解吞嚥障礙。

評估吞嚥機能，判斷嚴重程度

為了詳細調查吞嚥力，必須觀察吞嚥時喉嚨的狀態。透過了解吞嚥時的喉嚨狀態，才能明白需要什麼樣的訓練。檢查方法主要有兩種：

一種是內視鏡吞嚥檢查（Video Endoscopic Examination of Swallowing，VE），VE就是透過內視鏡，觀察吞嚥時喉嚨的狀態。為了更容易觀察，會讓受檢者喝下染色的果凍或水。正常吞嚥時，果凍或水會瞬間從喉嚨裡消失。但吞嚥不順暢時，果凍或水會流進聲門，或是殘留在喉嚨裡，透過內視鏡就能輕易觀察到，幾乎所有醫療機關都能運用內視鏡進行吞嚥力的評估。

另一種是螢光透視吞嚥錄影檢查（Swallowing Video Fluorography，VF）。用X光透視觀察受檢者喝下含碘顯影劑時的狀況。與VE不同，VF的優點在於能在吞下的瞬間確認喉嚨的動作。但由於設備較為龐大，且準備檢查前的飲食較費時費力，所以不如VE普遍。

吞嚥內視鏡檢查（VE檢查）

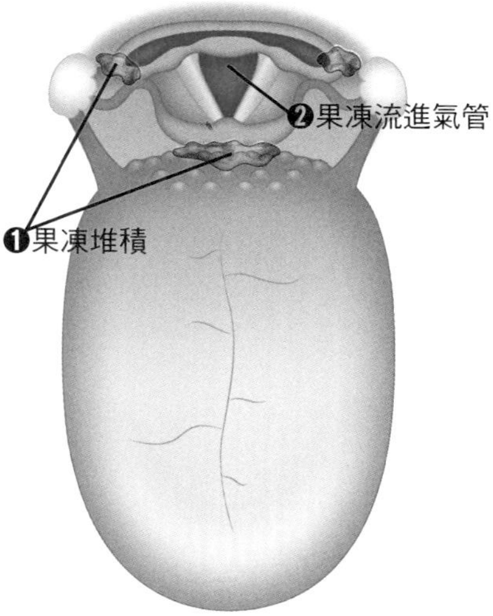

吞嚥力衰退時的狀況。

為何會發生吞嚥障礙

老化

當喉頭、舌頭的肌力或感覺衰退時，吞嚥力就會變差。但是，因老化造成的吞嚥障礙，總是要到罹患吸入性肺炎，才會被醫院診斷出來。因此接受診斷時，吞嚥力往往已經處於極為衰退的狀態。在這種狀態下，體力也已相當衰弱，要充分鍛鍊吞嚥力變得非常困難。

藥物治療的影響

抗膽鹼藥物（Anticholinergic Drug）、鈣離子阻斷劑（Calcium Channel Blockers）、三環抗憂鬱藥（Tricyclic Antidepressants, TCA）等會讓肌肉鬆弛的藥物，都會讓喉嚨或舌頭的活動力變差。此外，妨礙唾液分泌的利尿劑與抗組織胺，也會對吞嚥力造成不良影響。

腦血管疾病

腦梗塞或腦出血之類的腦血管疾病，是吞嚥障礙的常見原因。腦血管疾病約有五〇%至一〇〇%會引發吞嚥障礙。不過，腦血管疾病雖然可能導致暫時無法進食，但根據腦部受損部位與範圍的不同，靠著復健治癒的機會也較高。

因為腦部雖然受損，但與吞嚥相關的肌肉並沒有衰退。透過未受損的腦部組織發揮替代作用，是有可能讓機能恢復的。不過，由於吞嚥力已經衰退，所以與正常人相比，一旦身體狀況變差，就容易出現吞嚥障礙。

神經或肌肉慢慢受損的疾病

神經異常的疾病，也會造成吞嚥障礙。隨著醫學的發展，雖然已逐漸找到治療的線索，但治療方法仍未確立。

多數神經疾病都是慢慢惡化的，因此這些神經疾病所引發的吞嚥障礙，也是慢慢惡化且不易治癒。

- 帕金森氏症　因為腦內製造神經傳導物質——多巴胺的神經細胞減少所引發的疾病，會讓身體動作變得不順暢。
- ALS（Amyotrophic Lateral Sclerosis，肌肉萎縮性脊髓側索硬化症，俗稱漸凍人）　手腳、喉嚨、舌頭的肌肉與呼吸等所需肌肉會逐漸萎縮且變得無力的疾病，是帶動肌肉的神經受損所造成。
- 阿茲海默症　失智症的原因。

食物通道受阻的疾病

當喉嚨或食道長了腫瘤，通道受阻，食物就難以通過。此外，若喉嚨或口內發炎、也會因為疼痛而無法進食。

根據吞嚥障礙發生的原因，吞嚥力恢復的程度也有所不同

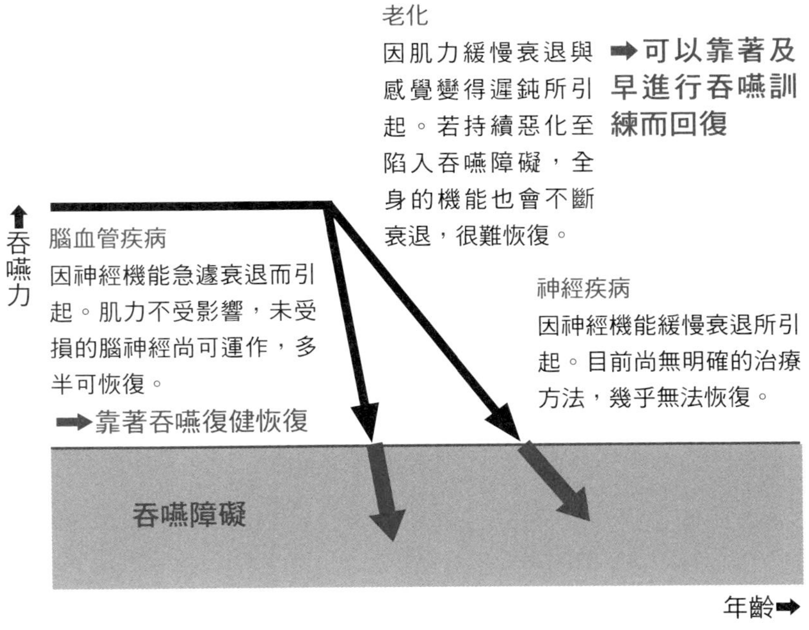
老化
因肌力緩慢衰退與感覺變得遲鈍所引起。若持續惡化至陷入吞嚥障礙，全身的機能也會不斷衰退，很難恢復。
➡可以靠著及早進行吞嚥訓練而回復
腦血管疾病
因神經機能急遽衰退而引起。肌力不受影響，未受損的腦神經尚可運作，多半可恢復。
➡靠著吞嚥復健恢復
神經疾病
因神經機能緩慢衰退所引起。目前尚無明確的治療方法，幾乎無法恢復。
⬆吞嚥力
吞嚥障礙
年齡➡

如何治療吞嚥障礙

吞嚥復健

吞嚥復健主要由語言聽力治療師來進行。語言聽力治療師會陪同確認醫師所做的檢查，並執行所決定的復健內容。一旦判斷從嘴巴吞嚥有困難，會先從間接訓練開始。

間接訓練指的是不使用食物的訓練。具體來說，就是用冰冷棉花棒刺激喉嚨黏膜的冰冷按摩，或是舌頭運動等。

當患者的身體狀況好轉，經過檢查，判斷可以吞嚥後，就會展開直接訓練。

直接訓練指的是使用食物的訓練。配合患者的吞嚥力，變換食物的形態、份量和進食的姿勢。進食時間為三十分鐘，以食量的七成為復健的目標。

前文中說明過，吞嚥復健的強度不大，但要持之以恆卻沒那麼容易。

就拿薛克氏運動（Shaker Exercise）來說，這是在不使用食物的狀況下，鍛鍊脖子肌肉、改善吞嚥力的一種方法，但要持續進行訓練並不容易。因為要躺下做動作本身就很麻煩了，更別說這個動作非常

薛克氏運動

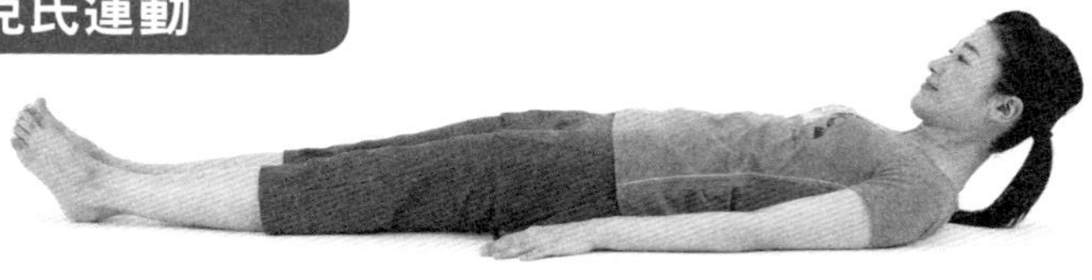

①仰躺，肩膀著地，把頭抬高到看得到腳尖的高度。
持續抬高一分鐘後，休息一分鐘，重複三次。
②同樣仰躺，重複頭部上下的動作，連續三十次。
①、②每天做三回，持續六週。

累人。要持續讓患者做這項與吞嚥本身天差地遠的運動，實在是很困難。

改善吞嚥障礙的藥物

並沒有任何藥物可以改善吞嚥力本身。不過，物質P（Substance P）啟動吞嚥反射或咳嗽反射、防止誤吸的作用卻廣為人知。血管張力素轉換酶抑制劑（ACE Inhibitors）、多巴胺致效劑（Dopamine Agonists）、中藥的半夏厚朴湯等，都具有提高血中物質P濃度的效果。服用這些藥物會比較容易咳嗽，也就較不容易發生誤吸。

在食物方面，黑胡椒能促進食慾，促進吞嚥的動作。為了活用這個效果，市面上也有販賣黑胡椒貼片（Aroma Patch），大家熟知的辣椒成份——辣椒素（Capsaicin），也同樣可以促進物質P的分泌。

手術

改善吞嚥障礙的手術，是由治療頭部惡性腫瘤的耳鼻喉科來執行。但吞嚥障礙患者多半健康狀態欠佳，以致無法接受手術。因此，少有醫療機構會積極進行手術。

手術分為兩種：

防止誤吸手術指的是，把呼吸通道與吞嚥通道完全分開的手術。最具代表性的方法就是經由手術，讓患者不是從口或鼻呼吸，而是從頸部前方開的洞（永久性氣管造口）來呼吸。不過，這個手術會切除喉頭的一部分，也就是聲帶，所以會失聲。

吞嚥機能改善手術則是提升吞嚥機能的手術。與防止誤吸手術不同，不會犧牲發聲功能。最具代表性的方法就是透過手術抬高已經下垂的喉頭位置，以利吞嚥（喉部懸吊術，Laryngeal Suspension），或是切斷變硬的咽頭肌肉，讓食物可以更順暢地通過食道（環咽肌切開術，Cricopharyngeal Myotomy）。

我的吞嚥訓練與原本訓練方法的差異

吞嚥體操或吞嚥復健都和吞嚥訓練一樣，目標是為了改善吞嚥力。不過，這些訓練是以吞嚥力已經極端衰退的人為對象，因此，對吞嚥力尚未嚴重衰退的人來說，強度過輕了一些。

若真的要鍛鍊吞嚥力，就必須抬起喉頭，且適度地活動舌頭。但吞嚥體操或吞嚥復健，不是很重視這一點，而我的吞嚥訓練則是鍛鍊吞嚥動作本身。

而且，若吞嚥力還沒有徹底衰退，融入日常生活當中的吞嚥訓練，更能有效且輕鬆地強化吞嚥力。

吞嚥體操是吞嚥力極度衰退者的基礎運動

在許多老人養護設施裡，為了預防吞嚥障礙，都會教授吞嚥體操（68至71頁）。

吞嚥體操對於已經有吞嚥障礙的人，或是接近該狀態的人是有效的。

陷入吞嚥障礙後，脖子和嘴巴的肌肉會變得僵硬，喉頭和舌頭的動作也會變得遲鈍，在日常生活中的活動也會變少。因此，用餐前，若能活動脖子和嘴巴的肌肉、放鬆全身肌肉，就會比較容易吞嚥。但是，吞嚥體操的重點並不在吞嚥動作本身，也就是說，吞嚥體操自始至終都只是用餐前的暖身操，並非確實鍛鍊吞嚥力的訓練。

若吞嚥力尚未完全衰退，並不需要慎重其事的暖身操。因為，人類並非只有在進食時才吞嚥，平時也會在無意識當中不斷吞下落入喉嚨的唾液。

復健是吞嚥障礙的治療

強化吞嚥力的訓練，除了吞嚥體操以之外，**還有吞嚥復健**。吞嚥復健能強化喉嚨與舌頭因疾病或老化而衰退的機能，讓患者能重新正常飲食。

不過，吞嚥復健是為了擺脫吞嚥障礙的訓練，對預防吞嚥力衰退的訓練來說，強度還是太輕。

吞嚥復健會配合有吞嚥障礙的吞嚥力來決定訓練的內容。一旦有吞嚥障礙，就有誤吸的危險，所以會先從活動脖子和舌頭、用吸管吐氣等，不使用食物的訓練開始。使用食物訓練時，則會運用具黏稠性、容易吞嚥的食材，這一定需要旁人協助。換言之，吞嚥復健通常是在吞嚥力極端衰退時進行。

根據吞嚥力不同，改變訓練的強度

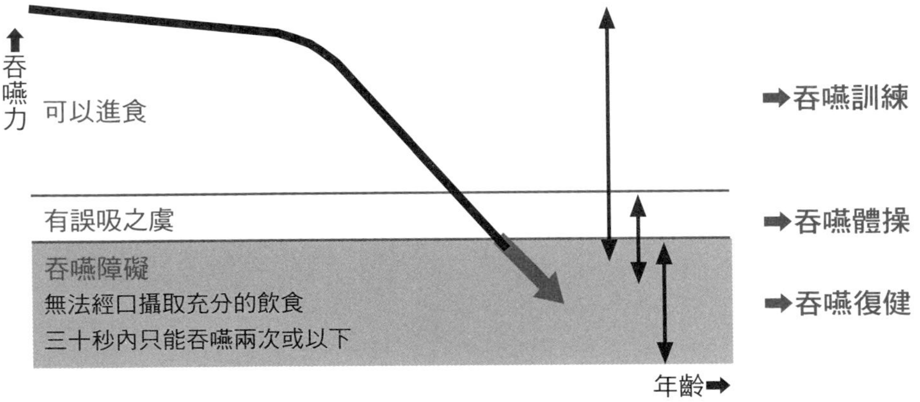

掌握吞嚥力，進行適合的訓練

點滴、鼻胃管

透過點滴補給營養

透過點滴的營養補給有①**周邊靜脈營養法（Peripheral Parenteral Nutrition）**與②**全靜脈營養療法（Total Parenteral Nutrition）**。

周邊靜脈指的是手臂或腳的血管。在這些血管注射富含營養液的點滴時，會引發血管炎（Vasculitis），因此周邊靜脈注射雖然可以補充水分或營養，但無法充分補給足以維持生命所需的營養。

全靜脈營養療法指的是，在上大靜脈或下大靜脈這類大血管裡插入導管（細管），注射富含營養液點滴的方法。由於只靠點滴就能補給必要營養，所以被廣泛採用，但也被指出有所弊病。

因為，若長期使用全靜脈營養療法，腸胃的黏膜會愈來愈萎縮。

人類身體的器官都要靠活動維持正常，當食物完全不進入腸胃時，腸胃就無法發揮消化的機能，進而逐漸退化。

經過口腔之外的營養攝取方法

①周邊靜脈營養法（在手臂或腿的末梢血管進行點滴注射）
無法給予充分的營養

②全靜脈營養療法（在大血管注射點滴）
若長期持續，會對腸道造成負面影響

③經由鼻胃管的營養補給
鼻子或喉嚨會覺得不適，妨礙吞嚥

④經由胃造口的營養補給
一直無法吞嚥，最終變成維生系統的一部分

此外，我們的腸道裡還有腸內菌叢，能增強免疫機能，或是防止病原菌繁殖。但當腸胃不運作時，腸內菌叢就會滅絕，對身體造成不良影響。

鼻胃管灌食

長期持續經由點滴補給營養對身體不好。因此，若是一星期至一個月左右的短期進食障礙，一般都會採行從鼻子插入導管直至胃部的方法。由於較容易插入，因此廣為使用。

不過，鼻胃管灌食也有以下缺點：

①鼻子裡有導管會造成不適
②導管一直放在體內會變髒
③因為插有導管，反而變得不易吞嚥

因為從口腔插入導管時會引發咽反射，病患會想把導管吐出來，從鼻子插入較不容易引發咽反射，所以比較容易插入。

鼻胃管只有在補給營養時使用，所以本來就不需要一直放在鼻子裡面，但一般不會在每次要進食時才從鼻子插入。

插入鼻胃管，應由醫師或護理師執行。因為若導管不小心進入氣管，會造成嚴重的後果。為了確認鼻胃管是否插入，必須把空氣打入管內，用聽診器聽聲音，並且用X光確認鼻胃管前端的位置，但若要在每次用餐前做這些事，似乎有些不切實際。

經由鼻胃管補給營養

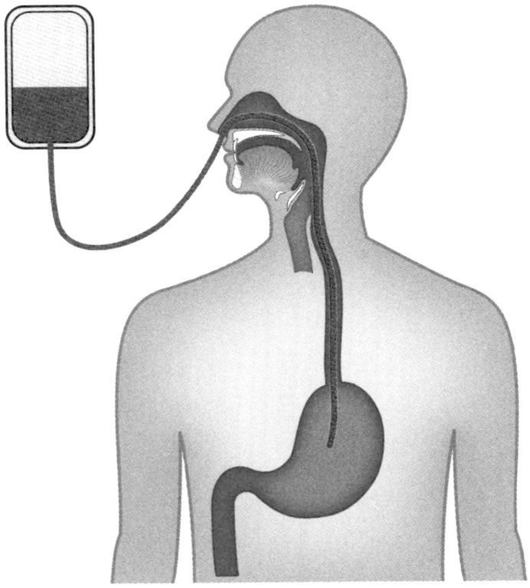

胃造口

若持續經由胃造口攝取營養，會造成進食能力衰退

胃造口指的是在腹部開一個洞，把流質食物直接送入胃部的方法。

胃造口自一九九五年開始在日本普及。由於是直接將食物灌入胃中，所以不用擔心會誤吸，與全靜脈營養療法相比，更能長期裝設在身上，相較於全靜脈營養療法或鼻胃管灌食，管理上相對容易，因此很快地便廣為採用。

胃造口是讓無法由口進食者能夠安全攝取營養的方式。然而，由於能夠輕易地補充營養，一旦判斷很難由口進食，就馬上安裝胃造口，很多時候就不會再設法讓患者以口進食了。而當患者不再努力以口進食，咀嚼或吞嚥的能力便更加衰退。

結果就會導致愈來愈多人在幾乎沒有意識的情況下，經由胃造口補給營養、長期臥床不起。

在日本，一般很少徹底了解當事人想如何度過臨終期的想法，因此很多時候，胃造口都是在當事人意志還不明確的狀況下就裝上了。

關於尊嚴死的議題，原本是需要好好深入討論的，但在一般大眾還搞不清楚尊嚴死和安樂死有什麼差別的狀況下，要解決這個倫理上的問題似乎依舊遙遙無期[2]。

裝設胃造口實施吞嚥訓練仍然非常重要

因此，國家開始要求醫療機構，不要輕易地安裝胃造口，而是要確實進行吞嚥機能評估與吞嚥復健。

日本二〇一四年度診療報酬的修訂中[3]，胃造口術的診療報酬大幅縮減，反而針對①在安裝胃造口之前，進行吞嚥機能檢查，②確實告知患者與家屬今後的醫療方針，③術後確實進行吞嚥評估與訓練，三種狀況給予比較高的報酬。國家政策的修正也顯示了，不是光做胃造口就好，更重要的是要盡量經口攝取食物。

或許各位會覺得，安裝胃造口之後，就無法由口進食了。事實上，安裝胃造口後，若可以一邊確實補給營養，一邊同步進行吞嚥訓練，還是有可能把胃造口關上的。

若是能夠治癒的疾病，當無法經口攝取食物時，就必須確實補給營養。因為若營養不良，全身狀態變差，經口攝食就會變得更加困難。所以，醫師必須儘可能及早做出處置，讓患者能確實補充營養。

胃造口是重要的選項，只有在安裝胃造口後就不再努力練習經口進食的情況下，胃造口才會造成問題，暫時性胃造口並沒有什麼不好。

胃造口

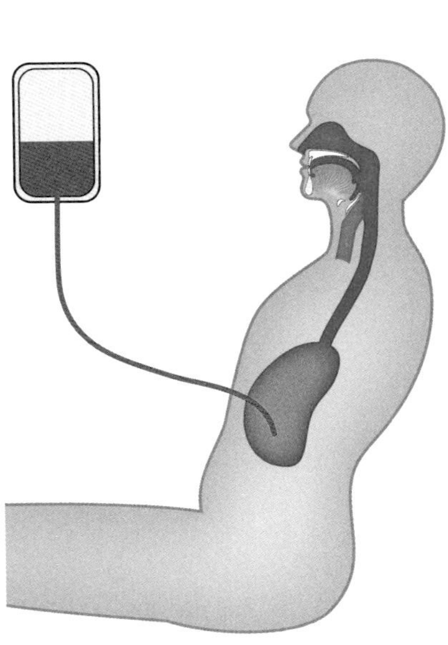

註2：尊嚴死與安樂死

尊嚴死指的是不做延續生命的處置，也就是說，不以延續生命為目的裝設胃造口，或是實施人工呼吸，讓當事人有尊嚴地迎向死亡。換言之，所謂尊嚴死指的是自然死亡，尊嚴死雖然不進行任何延命處置，但會進行使用止痛藥等緩和症狀的處置。

安樂死則是藉由醫師的積極醫療行為，讓患者死亡。安樂死的時間與方法都有明確規定，譬如「A醫師在二〇一五年九月九日九點九分，在靜脈注射了硫噴妥鈉（Sodium Pentobarbital）」。

註3：診療報酬，指的是日本國民健康保險或健康保險公會等對醫療行為所支付的對價報酬。

吞嚥障礙的持續診療

陷入吞嚥障礙後，就必須接受長期的診療。而且，就算暫時有了改善、結束診療，當身體狀況不佳時，也有可能再度陷入吞嚥障礙。因此，我想從醫療架構的角度，談談如何讓吞嚥障礙照護持續進行。

連醫師也未必完全理解的吞嚥障礙

吞嚥障礙不能僅由一個科別的醫師來進行診察，而是由耳鼻喉科、復健科、腸胃科等醫師或牙醫師，在其他診療工作的空檔進行診療。由於幾乎沒有醫師專門診療吞嚥障礙，所以勢必無法花費很多時間在吞嚥障礙上。

過去的平均壽命不如現在來得長，關於吞嚥障礙也尚未有充分的研究，在醫院或醫學院裡更是少有相關教育。現實狀況就是，除了特定的醫療相關人士外，一般對於吞嚥障礙都不甚理解。

對高齡者吞嚥障礙不夠理解的例子之一，就是禁食後的恢復飲食。

在手術結束後，往往會暫時禁食，待身體狀況好轉後才重新恢復飲食。此時，醫師的指示卻經常都是「如果能喝水，就可以開始吃東西了」。然而，水是無臭無味的液體，吞嚥力衰退的高齡者有時候會無法順利吞嚥。因此，明明是要恢復飲食，卻又從較難吞嚥的水開始，其實並不恰當。

高齡者若能從較濃稠的飲料或是容易吞嚥的食物開始，會比較容易重新恢復飲食。

吞嚥障礙的診療體制

並非所有醫療機構都會進行同樣的診療，醫院的規模不同，診療體制也大不相同。醫療機構有其各自扮演的角色，所以必須配合狀態，選擇適合的醫療機構。

一般醫院的任務是儘可能在短時間內進行高度專業的治療。因此，會優先治療吸入性肺炎或腦血管疾病之類的疾病。吞嚥障礙的治療會以讓患者出院後能夠進食為目標。此外，一般醫院的吞嚥障礙診療，幾乎只限住院患者，不太在門診進行持續性的診療。

換言之，吞嚥障礙必須以月為單位持續診療，並不適合一直在一般醫院裡進行。

療養型醫院或照護機構是進行長期照護的設施。無論是在療養型醫院或是復健醫院，診療人員都較多，能進行充分的吞嚥障礙診療。不過，在一般設施裡，很多地方幾乎都沒有配置專門的工作人員，可能會委託其他設施進行診療，或是以出診的方式因應。

在日本，地區醫療方面，主要是由耳鼻喉科或牙科診所進行吞嚥障礙的診療。目前以地區醫師會為中心進行吞嚥障礙診療的組織也正在籌組當中（參見141頁註4）。

在今後的超高齡時代裡，我們可以預見吞嚥障礙病患將快速增加，為了提供完善的照護，除了醫療相關人士，也需要整體社會的共同合作。

吞嚥障礙的診療

在日本，基層診所醫師較可能進行持續性的診療。有些醫療機構還能提供出診服務。不過，不同的醫師著重的重點也不一樣。

耳鼻喉科或牙科診所

療養型醫院

在復健醫院裡，會以醫生和語言聽力治療師為中心，進行團隊醫療。在一般療養型醫院裡，診療體制並不完善，會以轉介至其他醫院來因應。

一般醫院

在有耳鼻喉科的醫院裡，會以耳鼻喉科為主進行診療，基本上以急性疾病的治療為主，無法長期住院。此外，由於需要高度醫療專業，不適合將醫院醫師視為基層診所醫師。

該如何因應吞嚥障礙

找到能隨時諮詢的家庭醫師

為了不陷入吞嚥障礙，預防工作非常重要。而為了預防吞嚥障礙，就必須用訓練來維持吞嚥力，此外，也要注意全身的健康。

但即使加以預防，邁入高齡之後，或許還是會發生吞嚥障礙，此時就必須配合當時的狀態來改變食物形態，進食時也可能需要有人協助。也就是說，一旦發生吞嚥障礙，就需要長期且持續的診療。因此，吞嚥障礙的照護通常不在大醫院，而是在照護機構或家庭中進行。

想在家中接受適切的診療，關鍵在於要找到能夠隨時諮詢的家庭醫師。在日本，能夠診療吞嚥障礙的醫師非常有限，不妨研究一下住家附近的耳鼻喉科或牙科診所，只要診療項目中包含吞嚥治療，就能去就診[4]。

選擇能夠仔細診療喉嚨的耳鼻喉科醫師作為家庭醫師，會比較理想。可能的話，請選擇能夠出診的醫師。

一旦陷入吞嚥障礙，往往連日常生活都無法自理。若是居家診療，通常都是由家屬負責照護患者。在這種狀況下，所有家人都必須學習吞嚥障礙的知識。必須與家庭醫師交換資訊，以進行適切的吞嚥照護。

居家吞嚥照護
最重要的是醫師與家屬的溝通

吞嚥障礙因嚴重程度不同，飲食攝取的方式，譬如能夠吃些什麼東西，也會大不相同。正常來說，要配合患者的狀態改變飲食才會有效。明明難以吞嚥，就算準備一般的餐點也無法進食；明明還能吞嚥，卻準備糊狀飲食，反而會讓咀嚼機能衰退。

因此，吞嚥障礙患者需要細緻的診療。但有時負責診察的醫師不一定精通吞嚥障礙，也可能要幾個月才能接受一次詳細的診療。

根據患者的身體狀況，吞嚥力會有大幅波動。若在身體狀況不好時接受診療，由於無法正常吞嚥，吞嚥力往往被低估。

醫護人員因為想避免吸入性肺炎，都會傾向採取安全的方法。另一方面，家屬為了要讓患者好好吃東西，所以往往過於強迫。

但也可能發生以下情形。

雖然定期接受吞嚥力評估，但由於吞嚥機能不太好，所以能吃的食物有限。但家屬覺得一直吃那些口感不好的東西很可憐，所以瞞著醫師偷偷給患者吃好吃的東西。持續吃了一年以上，也幾乎都沒有發生誤吸。在這種狀況下，平常負責照顧患者的家屬的判斷，才是正確的。

然而，也有很多時候是因為家屬擅自讓患者吃不適合的東西，而引發吸入性肺炎。

醫師與家屬哪一方的判斷才對，實在難有定論。要如何讓病患進食，終究還是必須由醫師與家屬充分溝通後做出決定。

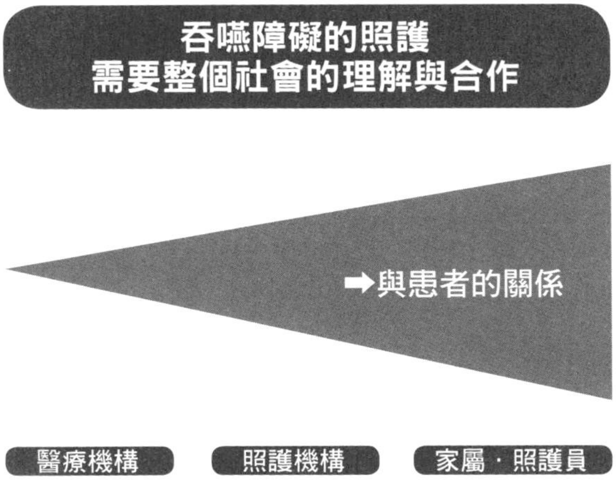

吞嚥障礙的診療需要眾多人力，讓我們一起提升對吞嚥障礙的理解，打造更完善的照護方式。

註4：在台灣，可進行吞嚥復健的多為醫院復健科，或是復健診所。如有吞嚥復健需求，可至醫療院所掛號，或向長照單位申請居家語言治療師到府協助。

結語

現今這個年代，能夠從嘴巴進食已不再那麼理所當然。

然而，絕大多數過著健康生活的人，並沒有理解到這個殘酷的事實，因為他們從未想過，自己將來有一天會無法從嘴巴進食。

但毫無疑問，吞嚥障礙很可能會發生在任何一個人身上，就算你想防範，也無計可施。

幾乎所有有關吞嚥障礙的書籍，都在說明如何診斷、照護吞嚥障礙患者。

當然，照顧患者非常重要。但在即將邁入超高齡化時代的日本，如何**預防吞嚥障礙**才是更為重要的課題。

身為一名耳鼻喉科醫師，我由衷希望不要有任何人陷入吞嚥障礙，所以寫了這本書。若這本書能對您有所幫助，我將備感榮幸。

吞嚥訓練還在發展當中，相信在持續指導患者進行訓練的過程中，一定會再得到新的知識與智慧，這將讓吞嚥訓練更加進化，也會讓所有人都更容易實踐。我今後也會更努力精進，以達成這個目標。

最後，要感謝老人安養院「Elegano摩耶」的所有院友與職員，協助實行吞嚥訓練。也要謝謝Mates出版與Studio Palam的各位在出版上的鼎力相助。

浦長瀨昌宏

參考資料

「高齡者的吞嚥障礙診療方法」西山耕一郎 中外醫學社
「支援『由口進食』——居家攝食、吞嚥障礙、口腔護理」新田國夫編 南山堂
「透過ＣＧ與機能模型就一目瞭然！攝食、吞嚥障礙的原理」里田隆博 戶原玄監修 醫藥出版股份有限公司
「一本書讓你了解吞嚥障礙」藤島一郎監修 講談社
「從大腦就知道 攝食、吞嚥障礙」馬場元毅 鎌倉彌生 Gakken
「運用頸部聽診法的吞嚥評估手冊」大野木宏彰 medica出版
「高齡者的吞嚥障礙」木村百合香 MBENTONI 全日本醫院出版會
「高齡者反覆顯性誤吸病例之臨床研究」桂秀樹等 日老醫誌
第七屆厚生科學審議會預防接種、疫苗分科會預防接種基本方針部會 議事錄 平成二十七年高齡社會白書 內閣府

吞嚥力

讓你遠離體力衰退、免疫力下降、意外窒息與吸入性肺炎

健康長寿は「飲みこみ力」で決まる！100歳まで「食」を楽しむための嚥下トレーニング

作　　者　浦長瀬昌宏
譯　　者　陳光棻
封面設計　呂德芬
責任編輯　吳怡文、張海靜
行銷業務　郭其彬、王綬晨、邱紹溢
行銷企畫　陳雅雯、張瓊瑜、余一霞、汪佳穎
副總編輯　張海靜
總 編 輯　王思迅
發 行 人　蘇拾平
出　　版　如果出版
發　　行　大雁出版基地
地址　台北市松山區復興北路333號11樓之4
電話　02-2718-2001
傳真　02-2718-1258
讀者傳真服務　02-2718-1258
讀者服務信箱 E-mail　andbooks@andbooks.com.tw
劃撥帳號　19983379
戶名　大雁文化事業股份有限公司
出版日期　2018年7月 初版
定　　價　350元
ISBN　978-986-96638-3-0

KENKOCHOJU WA 'NOMIKOMIRYOUKU' DE KIMARU!
100-SAI MADE 'SHOKU' WO TANOSHIMU TAMENO ENGE TRAINING
" by Atsuhiro Uranagase

Original Japanese edition published by Mates Publishing Co., Ltd.

This Traditional Chinese language edition is published by arrangement with Mates Publishing Co., Ltd., Tokyo in care of Tuttle-Mori Agency., Tokyo through Future View Technology Ltd., Taipei.

國家圖書館出版品預行編目（CIP）資料

吞嚥力：讓你遠離體力衰退、免疫力下降、意外窒息與吸入性肺炎 / 浦長瀨昌宏著；陳光棻譯. -- 初版. -- 臺北市：如果出版：大雁出版基地發行, 2018.07
面；　公分
譯自：健康長寿は「飲みこみ力」で決まる！100歳まで「食」を楽しむための嚥下トレーニング
ISBN 978-986-96638-3-0(平裝)
1.吞嚥困難
415.51　　107011427